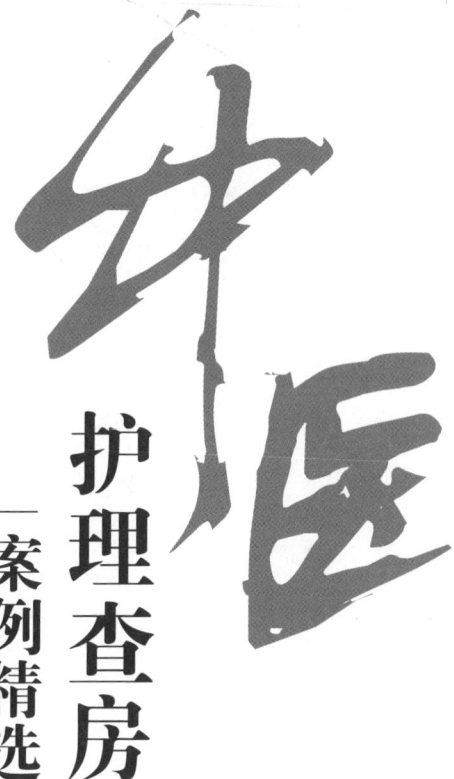

护理查房

案例精选

主　编／睦　菓　唐颖丽　陈思源

副主编／陈　丽　杨欢欢　李　玲

李　丹　邹艳玲　陈　娅

编　委／（按姓氏拼音排序）

江　玲　李　欣　李思怡

李　爽　廖　蕊　王若莲

谢　聪　叶文倩　周雪琪

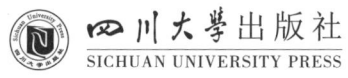

四川大学出版社

SICHUAN UNIVERSITY PRESS

图书在版编目（CIP）数据

中医护理查房案例精选 / 眭菓，唐颖丽，陈思源主
编． -- 成都：四川大学出版社，2024.9
ISBN 978-7-5690-6360-8

Ⅰ．①中⋯ Ⅱ．①眭⋯ ②唐⋯ ③陈⋯ Ⅲ．①中医学
—护理学—病案 Ⅳ．① R248

中国国家版本馆 CIP 数据核字（2023）第 188420 号

书　　名：中医护理查房案例精选
　　　　　Zhongyi Huli Chafang Anli Jingxuan
著　　者：眭菓　唐颖丽　陈思源

选题策划：龚娇梅　梁　平
责任编辑：龚娇梅
责任校对：倪德君
装帧设计：墨创文化
责任印制：李金兰

出版发行：四川大学出版社有限责任公司
　　　　　地址：成都市一环路南一段 24 号（610065）
　　　　　电话：（028）85408311（发行部）、85400276（总编室）
　　　　　电子邮箱：scupress@vip.163.com
　　　　　网址：https://press.scu.edu.cn
印前制作：四川胜翔数码印务设计有限公司
印刷装订：四川煤田地质制图印务有限责任公司

成品尺寸：170mm×240mm
印　　张：14.25
字　　数：281 千字

版　　次：2024 年 9 月 第 1 版
印　　次：2024 年 9 月 第 1 次印刷
定　　价：68.00 元

扫码获取数字资源

四川大学出版社
微信公众号

前　言

　　中医护理是以中医理论为指导，运用整体观念对疾病进行辨证，结合预防、保健、康复和医疗等措施，运用独特的传统护理技术，对患者及其他人群施以护理的一门独立的应用性学科。其通过独具特色的护理方法和护理内容减轻患者的病痛、促进患者康复。随着不断深化的医药卫生体制改革，在《全国护理事业发展规划（2021—2025年）》指出，相关医疗机构要持续提升中医护理服务质量，创新中医护理服务模式，切实提高中医护理服务能力。

　　护理查房是检查和提高护理质量、落实规章制度、提高护理人员业务水平的重要举措，它既有实践指导意义，又有临床教学意义，不仅能够帮助护理人员解决临床护理工作中的难点、疑点，还能有效提高护理人员的自我学习能力、逻辑思维能力、表达能力和人际沟通能力。

　　《中医护理查房案例精选》选取了27例中医临床精选案例，涵盖了肺病病证、心脑病证、脾胃病证、肝胆病证、肾膀胱病证等中医优势病种。精选案例通过护理查房分别从基本概念、病因病机、辨证分型、辨证施护、中医健康指导等方面对疾病及具体的护理措施进行详细阐述，并融入了疾病鉴别、中医护理基础知识、中医传统治疗等元素，采用疑难点讨论形式将中医护理前沿知识进行一一呈现。

　　本书整理和发掘了中医护理的许多宝贵临床经验，参考众多中医最新文献资料，广收博蓄，提炼精华，实践临床，突出中医护理防重于治、注重养生的思想，发挥中医护理在老年病、慢性病防治和养生康复中的作用，体现中医整体观和辨证施护，加强中西医护理技术的有机结合，促进中医护理的可持续发展。编著此书的目的是为中医临床护理工作者提供一本能够自修研读、借鉴参考的专科书籍，使读者真正做到开卷有益。

编　者

2024年3月

目 录

案例一　外感发热

【查房内容】外感发热的病情观察及护理。

【查房形式】三级查房。

【查房地点】病房、学习室。

【参加人员】护士长 1 人、主管护师 2 人、护师 7 人、护士 3 人、实习护士 3 人。

一、病例概述

责任护士小谢：

各位老师好，今天我们对一例外感发热患者进行护理查房。吴女士您好，今天我们会对您进行护理查房，需要您配合，谢谢！现在请我带教的实习同学进行患者的病史汇报。

实习护士小姚：

吴女士，年龄 34 岁，中医诊断"外感发热"，患者因发热 2$^+$ 天入院。入院前 2 天，患者受凉后出现发热，自测体温最高 39.2℃，伴咽痒、干咳、畏寒、头痛，无寒战，无打喷嚏、流鼻涕，无咳痰，无胸闷气紧，无腹痛、腹泻，无尿频、尿急、尿痛。为求进一步治疗遂来我院。既往有慢性咽炎 2$^+$ 年。

入院症见：发热，体温 38.9℃，伴咽痒不适、干咳、畏寒、头痛，纳眠可，二便调。入科生命体征：体温 38.9℃，脉搏 120 次/分，呼吸 25 次/分，血压 116/77mmHg，苔白腻，脉浮数。血常规监测＋超敏 C 反应蛋白（hs−CRP）：淋巴细胞百分比 16.0%，淋巴细胞计数 1.01×10^9/L，白细胞百分比 78.9%，hs−CPR 109.54mg/L，降钙素原（PCT）0.07ng/ml。胸部 CT 提示：左肺下叶基底段炎症性改变并部分实变。

患者入院后，治疗上给予哌拉西林舒巴坦钠联合阿奇霉素抗感染治疗，吸氧，机械辅助排痰，沙丁胺醇雾化吸入，羧甲司坦祛痰，中药口服，耳穴压豆治疗。

二、病例讨论

(一) 证候诊断

责任护士小谢:

小姚同学病史汇报比较完整,接下来哪位老师来对吴女士进行辨证?

护师小陈:

患者为青年女性,起病急,病程短,受凉后起病,以发热伴咽痒、干咳、畏寒、头痛为主要表现,舌淡红苔白腻,脉浮。四诊合参,本病当属祖国医学外感发热范畴,证属风寒束表。时值冬令,患者感受风寒邪气,卫气郁遏,正邪交争,故见发热畏寒。

(二) 辨证要点

责任护士小谢:

陈老师的辨证思路清晰。其中切诊是中医四诊中的重要组成部分,又分为脉诊和按诊两个部分。脉诊作为一种独特的诊断方式,有着悠久的发展历史。但其有着"在心易了,指下难明"的特点,是四诊中最难掌握的技术。正确地运用脉诊,可以辅助中医在临床诊断、预防疾病等方面发挥重要作用,减少误诊,判断疾病预后。现在请大家先观看一组脉诊的情景模拟,并找出其中的操作漏洞。

实习护生小崔:

进行脉诊时要求内外环境安静,当患者运动以后,可让患者休息片刻,使其呼吸调匀,气血平静,取端坐位或卧位,手臂与心脏处于同一水平,掌心向上平放,并在腕关节处垫脉枕。

护士小江:

脉诊的部位应在寸口,即切取腕部桡动脉搏动的浅表部位。寸口脉分为寸、关、尺三部,掌后高骨(桡骨茎突)的部位为"关",关前为"寸",关后为"尺"。脉诊时应先用中指定关部,再用食指定寸部、无名指定尺部。

责任护士小谢:

两位老师很准确地找到了脉诊操作中的问题。值得注意的是,在脉诊中轻轻按在皮肤上为"浮取",用不轻不重的指力按压至肌肉为"中取",用重指力按至筋骨间为"沉取"。寸、关、尺三部每部都有浮、中、沉三候，故称"三部九候"。那么临床常见的脉象特征与临床意义具体有哪些？

实习护士小姚：

正常脉象又称为平脉，表现为三部有脉，一息四至或五至（每分钟 60～80 次），不浮不沉，不大不小，从容和缓，柔和有力，节律一致。平脉常随年龄、性别、气候、饮食、劳动、情绪等不同因素影响而有差异及相应的生理变化。

主管护师小陈：

脉诊对中医医护人员的经验和临床思维要求较高，尤其是对中医医护人员综合应用中医知识的能力要求较高。为更好地把握脉诊，我将常见脉象特征和临床意义进行归纳，具体见表 1-1。但表 1-1 中对各脉象知识点的归纳仅作为大家临床学习脉诊的参考辅助，对于脉象的描述均比较抽象，难以揣摩领悟，也易引起不同的体会和学习困惑。所以，在今后的护理查房中，我们可以选择脉象典型的患者进行护理查房，让大家都可以真实地体会各种脉象的区别，达到学以致用的目的。

表 1-1 常见脉象特征和临床意义

脉象	特征	临床意义
浮脉	轻取即得，重按稍减不空	主表证，浮而有力为表实，浮而无力为表虚
沉脉	轻取不应，重按始得	主里证，沉而有力为里实，沉而无力为里虚
迟脉	脉来迟缓，一息不足四至（每分钟 60 次以下）	主寒证，迟而有力为实寒，迟而无力为虚寒
数脉	脉来快速，一息六至（每分钟 90 次以上）	主热证，数而有力为实热，数而无力为虚热
虚脉	三部脉轻按重按均无力，泛指各种无力的脉象	主虚证
实脉	三部脉轻按重按均有力，泛指各种有力的脉象	主实证
细脉	脉细如线，但应指明显	主气血两虚、诸虚劳损
滑脉	往来流利，如珠走盘，应指圆滑	主痰饮、食滞、实热，亦见于青壮年、孕妇
涩脉	脉细而迟，往来艰涩不畅，如轻刀刮竹	主伤精、血少、气滞血瘀、痰食内阻

脉象	特征	临床意义
弦脉	端直而长,如按琴弦,脉势较强而硬	主肝胆病、痛证、痰饮、疟疾
濡脉	浮而形细,势软,重按不显	主诸虚,又主湿
紧脉	脉来绷急,应指有力,如牵绳转索	主寒证、痛证
代脉	脉来迟缓,力弱,时发歇止,止有定数	主脏气衰微,风证,痛证,惊恐,跌扑损伤
结脉	脉来缓慢,时而一止,止无定数	主阴盛气结,寒痰,瘀血
促脉	脉来急促,时而一止,止无定数	主阳盛实热,气血、痰饮、宿食停滞,肿痛,虚脱
洪脉	脉形宽大,状如波涛,来盛去衰	主热盛

责任护士小谢:

谢谢陈老师的建议。外感发热病因主要在于感受外邪,正气虚弱,针对这一疾病,还有哪些辨证分型呢?

护士小叶:

外感发热的辨证要点:辨风寒与风热,辨表实与表虚。具体可以分为:①风寒束表证,恶寒重,发热轻,无汗,头项强痛,鼻塞声重,鼻涕清稀,或有咽痒咳嗽,痰白稀,口不渴,肢节酸痛。舌苔薄白。②风热犯表证,发热重,微恶风寒,鼻塞流黄浊涕,身热有汗或无汗,头痛,咽痛,口渴欲饮或有咳嗽痰黄。舌苔薄黄。湿袭表证,恶寒发热,头重,胸腹闷胀,恶呕腹泻,肢倦神疲,或口中黏腻,渴不多饮。舌苔白腻。③卫气同病证,自觉发热重,烦渴,小便短赤,舌红苔黄,恶寒或恶风,或高热寒战,流涕,咽痒咽痛,头痛头胀,喷嚏,舌红苔薄黄或黄腻。

(三) 主要护理问题

责任护士小谢:

外感发热的辨证分型相对简单,辨证也很清晰。今天我们所查的吴女士主要的护理问题有哪些?

护师小李:

目前吴女士主要护理问题如下:

1. 恶寒发热,与邪犯肺卫、卫表不和有关。
2. 鼻塞、流涕,与邪犯肺卫、肺气失宣有关。

3. 头身疼痛，与邪扰清空、闭阻脉络有关。

4. 潜在并发症（心悸），与邪扰心神、心神不宁有关。

三、中医护理分析

（一）症候护理

责任护士小谢：

针对吴女士的现状，我们可以进行哪些症候护理？

护师小周：

1. 吴女士入院期间恶寒、发热，应注意观察患者体温变化及汗出情况；汗出较甚，切忌当风，并及时更衣；风寒束表，应注意保暖；保持口腔清洁，鼓励多饮温开水，遵医嘱物理降温，可行温水擦浴、冰袋物理降温等；取合谷、曲池、大椎、太阳、风池等穴进行刮痧治疗；遵医嘱给予中药保留灌肠；予以中药泡洗。

2. 患者咳嗽、咳痰，注意观察咳嗽的性质、程度、持续时间、规律及痰液的量、颜色、性状等；咳嗽剧烈时取半卧位；教会患者有效的咳嗽及咳痰方法；遵医嘱给予耳穴压豆，取肺、气管、神门、下屏尖等穴。

3. 鼻塞、流涕，观察鼻塞情况及涕液颜色、性质等；掌握正确的擤涕方法；鼻塞时按摩迎香、鼻通等穴；遵医嘱给予耳穴压豆，取肺、内鼻、外鼻、气管等穴。

4. 头痛，注意观察头痛部位、性质、程度、伴随症状及持续时间；指导患者改变体位时动作要缓慢；予以太阳、印堂、百会、合谷、风池等穴位按摩；遵医嘱给予耳穴压豆，取神门、皮质下、肺等穴。

实习护士小崔：

没想到中医外治法还有退热的作用，那刮痧治疗外感发热的原理是什么呢？

主管护师小唐：

刮痧疗法通过刺激皮肤、络脉而产生痧象，从而激发机体卫表阳气驱邪外出，保持和调整机体阴阳的相对平衡，同时皮毛有呼吸和排泄的作用，通过皮肤的刮拭能发汗解表，使体内的瘀血浊毒排于体外，起到清热解毒的效果。现代医学认为，刮痧可以使局部组织高度充血，血管扩张，血液及淋巴液流动增快，增强体内免疫细胞的吞噬及搬运作用，使体内废物、毒素加速排除，增强机体抵抗力；外感高热时，刮痧可通过降低血液内毒素、炎症介质、细胞因子等内、外源性致热因子水平或提高体液、细胞免疫水平，达到退热目的。

护士长：

除此以外，刮痧退热主要选择背部膀胱经、背部督脉上的穴位并重点刮大椎穴。足太阳膀胱经是脏腑经气输注之处，主治伤寒病中的太阳经证；督脉主一身之阳气，大椎穴是督脉的腧穴，又是手足三阳、督脉的交会穴，主要功能为振奋阳气，解表祛邪，主治一切外感表证。诸穴结合，刮之能疏通解表，通经活络，使邪随汗出，起到退热的效果。

（二）护理宣教

责任护士小谢：

外感发热是临床常见症状，退热方法包括药物和非药物治疗，由于非药物治疗具有不良反应小的优点，逐渐成为临床常用的方法。非药物治疗除西医的物理降温、刮痧以外，还有针灸、捏脊、走罐、中药灌肠等。现在哪位老师为吴女士进行具体的护理宣教？

护师小邹：

1. 生活起居护理。吴女士属于风寒束表证，病室温度应适宜，注意防寒保暖；生病期间注意休息，减少外出，避免劳累，根据气候变化及时增减衣被，以免复感外邪；注意保持床单元清洁干燥，汗出较多或汗出热退时，宜用温热的毛巾或干毛巾擦身后更换衣被，避免直接当风，防止受凉复感；保持口腔清洁，可用淡盐水或金银花煎水漱口，每日 2 次；高热时，温水擦浴，擦拭腋窝、肘窝、腹股沟等大动脉循行处，不可用冷敷、冰敷，以防毛孔闭塞，汗不能出；学会正确的擤鼻涕方式。

2. 饮食护理。饮食以清淡、富营养、易消化为原则。宜食高热量流质、半流质或软食，如鱼汤、肉末菜粥、蒸鸡蛋等，忌滋腻、生冷、刺激之品，如肥肉、糕点、冷饮、烟酒、茶等，多饮水。吴女士属于风寒束表证，饮食宜热，以辛温散寒之品为宜，可适当食用葱、姜、蒜、胡椒等，可饮生姜红糖茶或生姜葱白饮（取生姜 3～5 片、连须葱白 3～7 个、红糖适量煎汤），或食防风粥（《药粥疗法》，取防风 10～15g，葱白 2 根，生姜 3 片，粳米 50～100g，采用提汁法煮粥），趁热服用，盖被取汗，日服数次。

3. 用药护理。吴女士的汤药宜武火快煎，以防有效成分散失，服药后应注意观察汗出及体温的变化，以遍身微汗、热退、脉静、身凉为佳，中病即止，不必尽剂，以防过汗伤阴；忌服收涩生冷之品，以免有碍解表发汗。

4. 情志护理。可采用运动移情法，适当参加锻炼，如练习太极拳、散步、打羽毛球等，以增强体质。还可采用中医五音疗法，可选择《晚霞钟鼓》《江河水》等商调乐曲，或《春江花月夜》《月儿高》等宫调乐曲，以补益肺气。

5. 康复训练。可以练习太极拳、八段锦等中国传统养生运动，以增强体质。

责任护士小谢：

邹老师提到的擤鼻涕方式，有哪位老师可以来示范下吗？

护士小江：

擤鼻涕时，应按住一侧鼻孔，轻轻擤出，不可同时按住两侧鼻孔及用力过猛，防止发生耳咽部、鼻窦部的并发症。鼻涕难以擤出时，可将鼻腔分泌物倒吸至咽喉部由口吐出。

责任护士小谢：

平时我们在对患者进行护理宣教的时候，比如指导患者进行咳嗽排痰、深呼吸训练、正确擤鼻涕时，都应该采取示范演示的方式，这会让宣教变得生动直观，提升宣教质量。本次护理查房结束，吴女士，感谢您的配合。

四、查房小结

护士长：

谢老师关于护理宣教的指导说得很正确，提升自身专业素养才能提升护理宣教质量。今天的护理查房学习了外感发热的相关知识，又对四诊中的脉诊基础知识进行了归纳复习，同时也提出了今后在查房中对脉诊的学习要求。实习护士的参与度也很好，善于发现问题、提出问题，老师们对刮痧用于退热的前沿知识进行了讨论，做到了以学促教的作用。在今后的护理查房中，希望老师们可以继续对中医四诊进行复习归纳，夯实中医护理团队的基本功。

参考文献

[1] 徐桂华，张先庚. 中医临床护理学［M］. 北京：人民卫生出版社，2017.

[2] 孙秋华. 中医护理学［M］. 北京：人民卫生出版社，2017.

[3] 敖艺洲. 脉诊的客观化现代研究［J］. 实用中西医结合临床，2021，21（11）：158−159.

[4] 张炜，张亚，库来娟，等. 脉诊七步法在中医学生带教中的应用［J］. 中国中医药现代远程教育，2021，19（1）：9−10.

［5］王维斌，陈锦明，俞洁. 临床脉诊面临困境的原因及对策［J］. 中医药通报，2019，18（6）：29－32.

［6］经升琴，徐君凤. 刮痧治疗外感发热退热效果的 Meta 分析［J］. 中西医结合护理（中英文），2018，4（5）：47－51.

［7］国家中医药管理局药政司. 19 个病种中医护理方案［M］. 北京：中国中医药出版社，2015.

［8］李灿动. 中医诊断学［M］. 北京：中国中医药出版社，2016.

［9］王莹莹，吉佳，杨昆吾，等. 循经刮痧研究［J］. 中国中医基础医学杂志，2021，27（3）：527－530.

案例二 咳 嗽

【查房内容】咳嗽的病情观察及护理。

【查房形式】三级查房。

【查房地点】病房、学习室。

【参加人员】护士长 1 人、主管护师 2 人、护师 6 人、护士 3 人、中药制剂室 1 人、实习护士 3 人。

一、病例概述

责任护士小邹：

咳嗽为我科常见疾病，今天我们就针对一例咳嗽患者进行护理查房。吴婆婆您好，今天我们会对您进行一次护理查房，需要您配合，谢谢！

18 床吴婆婆，62 岁，中医诊断为咳嗽。患者因"咳嗽、咳痰半月"入院。入院前半月，患者感冒后开始出现咳嗽，咳黄痰，量多、不易咳出，伴胸闷气紧、头痛、颈肩不适，无发热寒战，无胸痛咯血，遂入我科继续治疗。患者 10^{+} 年前行子宫切除术。

入院症见：咳嗽，咳黄痰，不易咳出，伴胸闷气紧、头痛，食纳较差，大便干燥，小便黄。入科生命体征：体温 36.5℃，脉搏 88 次/分，呼吸 20 次/分，血氧饱和度 98%，血压 112/74mmHg。

入院后完善相关辅助检查，患者血常规提示：白细胞计数 11.5×10^9/L，中性粒细胞计数 8.64×10^9/L，hs－CRP 13.12mg/L，血清淀粉样蛋白 A（SAA）80.28mg/L。生化检查提示白蛋白和球蛋白比 1.12，丙氨酸转氨酶（ALT）41U/L。降钙素原（PCT）0.09ng/L。痰液细菌涂片（革兰染色）检查提示：革兰阳性球菌＋＋＋（中等量），革兰阴性杆菌＋＋（少量）。通过对吴婆婆进行望闻问切以后，哪位老师来进行辨证？

二、病例讨论

(一) 证候诊断

护师小周：

患者神志清楚，精神可，可闻及咳嗽声，舌红苔黄腻，脉弦细。该患者为老年女性，以咳嗽、咳痰为主要表现，辨证当属祖国医学咳嗽范畴。患者感受外邪，邪犯卫表，入里化热，肺失宣降，水液失调，痰湿内生，痰热互结，肺气不利，故为咳嗽、咳痰，结合患者舌脉，辨证为痰热壅肺证。

(二) 辨证要点

责任护士小邹：

周老师的辨证简单明了。咳嗽属于中医的优势病种，具体指由外感或内伤而导致的肺失宣降，肺气上逆作声，或咳吐痰液的一种病证。有声无痰为咳，有痰无声为嗽，有痰有声为咳嗽，一般多痰、声并见，难以截然分开，故统称咳嗽。咳嗽既是多种肺系疾病的一个症状，又是独立的病证。凡急慢性支气管炎、急慢性咽炎、支气管扩张、肺炎等，以咳嗽为主要表现者，或其他疾病如肺脓肿、肺结核等兼见咳嗽者均可参考咳嗽进行辨证施护。对于咳嗽，它的辨证要点应注意辨外感内伤，辨症候虚实。现在哪位老师可以帮助我们了解咳嗽的辨证分型？

护师小李：

咳嗽的辨证分型看起来多样，其实我们只要抓住刚刚邹老师说的辨证要点就非常好记忆了。

1. 外感咳嗽。①风寒袭肺证：咳嗽声重有力，咽痒气急，咳痰稀薄色白，常伴鼻塞，流清涕，头痛，肢体酸楚，或见恶寒发热、无汗等，舌苔薄白，脉浮或浮紧。②风热犯肺证：咳嗽频剧，声重气粗或咳声嘶哑，喉燥咽痛，痰黏，色白或黄稠，咯吐不爽，常伴鼻流黄涕，口微渴，头痛，汗出，四肢酸楚，或有发热，恶风等表证，舌质红，苔薄黄，脉浮数或浮滑。③风燥伤肺证：干咳，连声作呛，无痰，或痰少而黏，难咳，或痰中夹有血丝，伴咽干喉痒，唇鼻干燥，口干，初起或伴鼻塞、头痛、身热等症，舌质干红而少津，苔薄白或薄黄，脉浮数。

2. 内伤咳嗽。①痰湿蕴肺证：咳嗽反复发作，咳声重浊，痰多易咳，痰色白或带灰色，黏稠成块或稀薄，晨间或食后咳痰甚，进肥甘食物后加重，因痰而嗽，痰出咳平，伴胸闷，脘痞，呕恶，纳差，腹胀，乏力，大便时溏，舌苔白腻，脉濡滑。②痰热壅肺证：咳嗽气粗，或喉中有痰声，痰多黏稠，色黄，咯吐不爽，或有热腥味，或咯血痰，伴胸胁胀满，咳时引痛，面赤，或有身热，口干而黏，欲饮，舌质红，苔薄黄腻，脉滑数。③肝火犯肺证：气逆，咳嗽阵作，咳时面红目赤，烦热，咽干，咳引胸痛，可随情绪波动增减，常感痰滞咽喉，量少质黏难咯，或痰如絮条，口干口苦，胸胁胀痛，舌红或舌边红，苔薄黄少津，脉弦数。④肺阴亏耗证：干咳，咳声短促，痰少黏白，或痰中夹血丝，或声音逐渐嘶哑，伴口干咽燥，或午后潮热，颧红，手足心热，夜寐盗汗，神疲乏力，日渐消瘦，舌红少苔，脉细数。

实习护士小狄：

老师，通过学习风寒袭肺证和风热犯肺证的症状，我们是不是可以根据患者鼻涕、痰液的颜色来进行寒热辨证呢？

责任护士小邹：

小狄同学很会思考问题，但是对寒热辨证分析还不够完整。寒热辨证也属于中医八纲辨证中的一项，之前我们在查房中学习过的虚实辨证也同样属于八纲辨证。大家可以通过表2-1来记忆寒热辨证的要点，寒热二证各用六个字总结，寒证特点为冷、白、稀、润、静，热证特点为热、赤、稠、燥、动。分清寒热辨证以后，我们再来分析下吴婆婆目前存在的护理问题。

表 2-1 寒热证鉴别要点

维度	寒证	热证
寒热喜恶	恶寒喜温	恶热喜凉
口渴	不渴	渴喜冷饮
面色	白	红
四肢	冷	热
大便	稀溏	秘结
小便	清长	短赤
舌象	舌淡苔白润	舌红苔黄
脉象	迟或紧	数

（三）主要护理问题

实习护士小张：

针对吴婆婆目前的临床表现，她的主要护理问题如下：

1. 咳嗽，与邪气犯肺、肺失宣肃、肺气上逆有关。
2. 咳痰，与外感时邪、脏腑失调、痰浊内生有关。

三、中医护理分析

（一）症候护理

责任护士小邹：

在对患者的护理问题进行分析时，我们还应重视潜在的并发症，我今天所查的吴婆婆有咯血的潜在风险，与肺络受损、血不循经有关。现在哪位老师可以给大家介绍下关于吴婆婆的症候护理？

护师小谢：

吴婆婆当前最主要的证候为咳嗽、咳痰，相关的症候护理如下：

1. 病情观察。观察咳嗽的时间、节律、性质、声音及加重因素。观察并记录痰液的色、质、量、味及咳痰情况等。正确留取痰标本并及时送检，取清晨漱口后，咳出的第一口痰为宜。

2. 中医技术治疗。我们可以采用拔罐的中医治疗手法，常规取肺俞、天突、膻中、中府等穴。根据辨证施护的原则，患者属于风热犯肺，可加大椎穴。患者诉头肩部疼痛，可先按揉肩颈部和背部，再顺时针方向指揉肺俞、风门、大杼、天突、膻中、中府、脾俞、丰隆等穴，再指揉胸部，每日1次，每次半小时。取肺俞、天突、膻中、大椎、膏肓、丰隆、脾俞等穴进行三伏贴治疗。还可行刮痧术，自大椎至至阳穴刮拭督脉，自大杼至肺俞穴刮拭两侧膀胱经，自天突至膻中穴刮拭任脉，点刮中府、尺泽、列缺、合谷穴，以出痧为度。除此之外，中药热熨也适宜于患者，用苏子、白芥子、香附、吴茱萸各30g，细辛10g，食盐30g，食醋少许，在脊柱及其两旁或啰音密集处来回推熨，开始可隔衣而熨，待布袋温度下降可直接贴背部，每日2次。

（二）护理宣教

责任护士小邹：

谢老师的症候护理讲解得很仔细，对热熨包的配方也进行了详细介绍。我们可以指导患者出院以后，在家庭进行自我护理。除了相关的中医技术治疗以外，我们还应该对吴婆婆提供哪些护理宣教？

主管护师小陈：

1. 居住环境洁净、空气新鲜，定时开窗通风，室内温度 18～22℃，相对湿度 50%～60%，并根据病情辨证调节。避免烟尘、花粉、异味刺激。天气转凉，嘱吴婆婆注意根据气候变化适当增减衣服，忌直接当风，防复感。出汗时，及时擦干汗液，更换湿衣被。及时清理痰液。注意休息，避免劳累。适当进行散步、呼吸操、太极拳、八段锦等锻炼。鼓励患者正确有效咳痰排痰，干咳剧烈时，可在协助下取坐位或半卧位，舌尖抵上腭，或少量饮水润喉，以减轻咳嗽，吴婆婆属痰热壅肺证，还应注意加强口腔护理。

2. 辨证施膳。饮食以清淡、易消化、富营养为原则。忌肥甘厚味、辛辣刺激、粗糙之品，多食新鲜果蔬。鼓励多饮水。吴婆婆属痰热壅肺证，饮食以清热化痰之品为宜，如丝瓜、冬瓜、梨、荸荠、海蜇等，可适量多喝苹果汁、鲜芦根水、竹沥水、枇杷叶粥、海带汤、雪羹汤等。

3. 用药指导。祛痰止咳药宜空腹口服，服药后不要立即饮水，并观察咳嗽、咳痰情况。咳嗽剧烈时可即刻服药，如枇杷止咳露等。若痰中带血，可遵医嘱给予三七粉或白及粉冲服，或用白茅根、藕节水、鲜芦根煎汤送服，以凉血止血。由于吴婆婆属痰热壅肺证，汤药宜偏凉服。

4. 情志护理。患者病程较长者，平日应予以安慰和鼓励，消除思想顾虑，增强康复信心。可采用五音疗法，选择《喜洋洋》《花好月圆》《紫竹调》等徵调乐曲。

（三）疑难点讨论

护士长：

陈老师在宣教中提及应指导患者正确有效咳嗽排痰，我们在日常工作中应该以示范的形式进行宣教，以更好地达到指导患者正确有效咳嗽排痰的目的。具体实施方法：先指导患者漱口或饮少量水湿润咽部，深吸一口气，屏气 1～2 秒，再用力咳嗽，将深部的痰咯出；可进行胸部叩击，从肺下叶开始，避开乳房、心脏、骨突处，叩击力度以患者不感到疼痛为宜，手法以发出空而深的拍击音为度，每次 15～20 分钟，叩击时可用单层薄布保护，避开纽扣或拉链，防止皮肤发红或破损；可进行体位引流，指导患者取合适体位，使病变部位处于高位，引流支气管开口向下，指导患者间歇做深呼吸后用力将痰咳出，同时轻拍两侧背部，每日 1～3 次，于饭前进行，每次约 15 分钟，引流后清洁口腔分泌物。痰黏难咯时，协助患者取半卧位，定时翻身，或用空心掌自下而上、由外向内轻叩患者背部；严重咳痰不畅，有窒息危险时，予以吸痰或气管切开；病重痰多者宜侧卧，定时更换体位；年老体弱排痰无力者，若痰液已在咽部，可用吸引器吸出。由此可以看出，正确咳嗽排痰方式很多，我们是不是都确切掌握了呢？所以在接下来的工作，我们还应继续加强针对咳嗽咳痰患者的排痰指导工作。

主管护师小唐：

通过查阅文献，一项改良叩背法联合临床护理在肺部感染患者的临床应用中取得了良好的效果。具体操作方法：每 2 小时叩背 1 次，并在此期间采取体位引流。进行听诊，明确痰鸣音和湿啰音部位，确定叩背期间的体位，在叩背期间逐渐增加叩背的时间和力度，若肺尖部痰鸣音明显，应辅助患者取坐位；若为高龄患者，不具备良好的基础情况，应将床头摇高 45°～60°，辅助其取侧卧位或俯卧位；若患者伴有明显的肺叶中段痰鸣音，应将软枕垫在患者胸部，辅助其上身呈 30°～45°倾斜；若患者无法接受该体位，可取侧卧位，对于伴有明显的肺叶下段痰鸣音者，应摇高床头 25°～30°，患者取平卧位，将软垫垫在腹部，抬高肺叶。如果患者情况良好，可不限制病情，交换取膝胸卧位、半卧位、侧卧位，以便于增加患者舒适度。每次叩背时间为 15 分钟，维持合适的叩背频率和叩背力度，并在叩背期间告知其相关注意事项。该改良叩背法依据体位引流原理，与患者病情变化相结合，伴有肺尖部痰鸣音者取坐位，以重力作用向体外引流痰液。针对感染较重的患者，我们可以尝试采用上述方法提升患者的咳嗽排痰的效果。

责任护士小邹：

谢谢护士长和唐老师对正确咳嗽排痰相关知识的进一步剖析。相信各位老师、同学、吴婆婆都对咳嗽排痰的方式方法有了进一步的认识。

患者吴婆婆：

我还有个疑问，对于我们长期咳嗽的"老病号"，经常会自己在家煎药，但到底该怎样煎药才算正确？比如是不是必须用砂锅，用铝锅、铁锅行不行？是不是所有中药都是饭后服用？

责任护士小邹：

吴婆婆的问题特别好，相信在场的同学或者个别老师也有同样的疑问，接下来我们讨论如何正确煎药。

护士小江：

1. 煎药器具宜选择带盖的砂锅、瓷罐为佳。此外，也可用瓷锅、不锈钢锅、瓦罐、玻璃器皿。煎药忌用铁、铜、铝等金属器具。

2. 煎药前药物宜用冷水浸泡，有利于药物有效成分的析出。一般以浸泡半个小时到 1 小时为宜，浸泡时间不宜过长，以免变质。煎药前不可用水洗药。

3. 煎药用水多用饮用水，以洁净、澄清、无异味、含矿物质及杂质少为原则。忌用开水煎药。煎药加水要适量，第一煎加水以超过药面 3～5cm 为宜，第二煎加水以超过药面 2～3cm 为宜。也可以每克药加水 10ml 计算水量，第一煎加全部水量的 70%，第二煎加全部水量的 30%，水应一次加足，不宜中途加水，更不能把药煎干后加水重煎。

4. 煎煮火候以先武火后文火为原则，即在煎药开始用武火，水沸后用文火保持微沸状态。解表类、清热类及芳香类药物不宜久煎，以防药物的有效成分挥发。滋补类药物宜文火久煎，以使有效成分充分溶出。

5. 不同功效药物的煎药时间见表 2-2。

表 2-2　煎药时间

类别	第一煎	第二煎
一般药物	20～30 分钟	15～20 分钟
解表药物	10～15 分钟	10 分钟
滋补药物	30～60 分钟	30 分钟
有毒药物	60～90 分钟	60 分钟以上

责任护士小邹：

江老师将中药汤药煎煮的用具、用水、煎药前的中药准备及煎煮时间、火候都详细讲解了一遍。但是中药材种类繁多，还有如贝壳类、胶质类或者易糊类药材，此时我们又该怎样进行煎煮呢？

中药制剂室王老师：

确实有些中药存在成分与质地的特殊性，为保证药物的效果，煎煮方法和煎煮时间也有特殊要求。我给大家罗列了 7 种常用的煎煮方法。

1. 先煎：先煎的目的是增加药物的溶解度，减少药物毒性，充分发挥药物疗效。质地坚硬、有效成分不易煎出的矿石类、贝壳类及角、骨、甲类药物等应先煎 40～60 分钟，再与其他药物同煎。矿石类药物有生石膏、寒水石、磁石、赭石、海浮石、紫石英等，贝壳类药物有海蛤壳、牡蛎、珍珠母等，角、骨、甲类药物有水牛角、龟甲、鳖甲、龙骨、鹿角等。有毒的药物至少先煎 30 分钟以上才能够达到减毒或去毒的目的，如乌头、附子等。芦根、竹茹、糯稻根、玉米须等，应先将此类药加水煎煮，去渣后，再用此水煎其他药物，称为"煎汤代水"。

2. 后下：后下药物在其他药物煎煮结束前的 5～10 分钟放入为宜。后下的是为了避免有些药物的有效成分因煎煮时间较长而挥发或被破坏，如芳香气薄、有效成分不耐高温的薄荷、木香、沉香、藿香、佩兰等。

3. 包煎：包煎药物应将药物装进纱布袋内再与其他药物同煎。主要有 4 类中药需要包煎：质地轻浮类的中药、有毛或杂质的中药、含黏稠液质多的中药、易致药液浑浊的中药。其中，含淀粉黏液质多、易糊化焦化的药物，如蒲黄、海金沙等；易成糊的药物，如葶苈子、车前子、紫苏子等；质地较轻较细含绒毛的药物，煎煮时容易飘浮在液面上的药物，如旋覆花、辛夷、枇杷叶等，易刺激咽喉引起咳嗽、恶心、呕吐。

4. 另煎：也称另炖。另煎的目的是避免贵重药物的有效成分被其他药渣吸附而造成浪费，需单独煎服，如人参、西洋参、鹿茸、燕窝等。

5. 烊化：胶质、黏性大和易溶的药物应单独烊化后再与其他药汁兑服，或单独服用，如阿胶、龟甲胶、鹿角胶等。

6. 冲服：一些贵重的药物或挥发性强不宜水煎的药物，需要先将药物研成粉末，再用开水或煎好的药液冲服，如珍珠粉、琥珀粉、三七粉等。

7. 泡服：某些挥发性较强、易出味的药物不宜煎煮，泡服即可，如番泻叶、胖大海、菊花等。

8. 兑服：一些液体药物在服用时可以兑入其他药物的煎汁服用，如竹沥、姜汁、鲜藕汁等。此外，有些医院使用煎药机器，把中药和水装入煎药机器里自动加热煎药，煎好的药汁直接进入包装机被灌注到专用的塑料袋内，密封好后方便患者服用。

9. 煎煮次数：一般汤剂经水煎 2 次，70%～80% 的有效成分已析出，所以临床一般采用两煎法。

责任护士小邹：

谢谢王老师详尽的讲解，中药汤剂煎煮好以后，在服用的温度、时间上都特别有讲究，有哪位老师能和大家分享一下？

护师小李：

我将分别从中药服用的剂量、温度、途径、时间进行讲解。

1. 中药的给药途径。传统的中药给药途径主要为内服和外用两种：内服的有汤剂、散剂、膏剂，丸剂等，外用的有膏剂、熏剂、栓剂、药条、锭剂等。另外，近年来又增加了注射剂、胶囊剂、气雾剂、膜剂等新剂型。

2. 中药的服药时间。服药应与人体内部活动的节律相一致，即阳药用于阳长时，阴药用于阴长时，升药用于升时，降药用于降时。应根据不同的治疗目的和药物的功效及脏腑的四时特点，选择符合生命节律的给药时间，提高药物的治疗效果。补阳升散的药物，一般应于阳旺气升时服用；补阴沉降的药物，一般应于阴旺气降时服用，根据这一规律，将传统的给药时间划分为两个时区：清晨至午前，阳旺气升时，服用扶阳益气、温中散寒、行气活血、消肿散结等药物；午后至子夜前，气降阴旺时，服用滋阴补血、收敛固涩、重镇安神、定惊息风、清热解毒等药物。中药的给药时间及规律如下：

1）虫药、攻下药、逐水药宜清晨空腹服用。

2）消导药、对胃有刺激的药饭后服用。

3）补药、健胃药、制酸药宜饭前服。

4）安神药、润肠通便药宜睡前服用。

5）平喘药、截疟药应在发作前 2 小时服用。

6）口含药应不拘时间多次频服。

7）止泻药应及时给予、按时再服、泻止停服。

8）涩精止遗药应早、晚各服一次。

9）调经药要根据证候，于经前和经期服用不同药物。一般经前宜疏肝理气，经期宜理气活血止痛。

10）急性病患者、热性病患者、儿童应及时、多次给药，可 2 小时给药一次，必要时采用频服法，使药力持续。

3. 中药的服药温度。其分为温服、热服和凉服。将煎好的汤剂放温后服用，或将中成药用温开水或温的酒、药汁等液体送服的方法称为温服。一般中药多采用温服。温服可保护脾胃之阳气，亦可减轻某些药物的不良反应。汤剂放凉后应先加热煮沸，再放温服用，不应只加热到温热就服用。将煎好的汤剂趁热服下或将中成药用热开水送服的方法称为热服，一般理气、活血、化瘀、解表、补益剂均应热服，以提高临床疗效。将煎好的汤剂放凉后服用或将中成药用凉开水送服的方法称为凉服，一般止血、收敛、清热、解毒、祛暑剂均应凉服。

4. 中药的服药剂量。中药汤剂一般每日 1 剂，分 2～3 次服用，以间隔 4～6 小时为宜；小儿可适当增加次数；病缓者可每日早、晚各服一次；病急者可每隔 4 小时服一次，使药力持续，以利顿挫病势。呕吐患者少量多次服；咽喉肿痛者频频含服；发汗、泻下、催吐药服用剂量不必拘泥，中病即止。中成药根据剂型及要求给予相应剂量。小儿根据要求和年龄酌情减量。

患者吴婆婆：

原来中药汤剂熬制和服用有这么多讲究，我们老年人记性不好，怎么记得住哦！

责任护士小邹：

谢谢吴婆婆给我们的工作提出了新的要求，我们可以针对不同特点的患者提供不同方式的护理宣教，针对有智能手机的患者，我们可以制作中药汤剂煎煮方法的护理宣教二维码，供大家扫码学习；针对于老年患者，我们可以制作宣教单，便于他们阅读学习。

四、查房小结

护士长：

邹老师的提议很好，以上宣教方式可以更好地实现具有中医特色的优质护理服务。感谢吴婆婆和中药制剂室王老师的参与，让我们今天的护理查房从多维度展开了讨论，不仅对咳嗽的护理常规、寒热辨证、正确排痰等内容进行了学习讨论，还学习了药材的药性、药理与中药汤剂煎煮的关系，为我们中医科护士带来了一场生动的中医药知识学习。

参考文献

[1] 李成辉，邱翠琼. 咳嗽的中医辨治步骤 [J]. 中国中医药现代远程教育，2014，12（10）：111-112.

[2] 陈氏红明. 李赛美运用经方寒温并用方辨治疑难杂病临床经验整理与探讨 [D]. 广州：广州中医药大学，2016.

[3] 熊微，程绍民，冯金晨，等. 八纲辨证探索 [J]. 江西中医药，2017，48（2）：10-11.

[4] 安慧娟，白明贵. 八纲辨证在《伤寒论》下利证应用 [J]. 中医药临床杂志，2017，29（8）：1172-1174.

[5] 关燕红，王兵，丘诗缘，等. 有效排痰护理在慢性阻塞性肺疾病急性加重合并Ⅱ型呼吸衰竭患者中的应用 [J]. 当代护士（中旬刊），2021，28（1）：18－21.

[6] 李春营，秦博文，吕瑞芳. 制定叩背排痰的护理常规对老年人术后肺部感染的预防作用 [J]. 河北医学，2013，19（7）：1102－1103.

[7] 赵庆梅. 改良叩背法联合临床护理保护在肺部感染患者中的效果观察 [J]. 护理实践与研究，2021，18（10）：1493－1495.

[8] 张红霞，张焱，陈惟隽，等. 排痰护理在老年慢性阻塞性肺疾病急性加重期患者中的应用观察 [J]. 老年医学与保健，2018，24（3）：354－356.

[9] 韩靓. 现代煎药机煎药与传统煎药方法对中药药效的影响 [J]. 光明中医，2021，36（7）：1025－1026.

[10] 刘军锋，丁明政，焦振廉.《备急千金要方》药品加工"熬法"述论 [J]. 现代中医药，2019，39（3）：10－12，19.

[11] 徐桂华，张先庚. 中医临床护理学 [M]. 北京：人民卫生出版社，2017.

[12] 孙秋华. 中医护理学 [M]. 北京：人民卫生出版社，2017.

案例三　哮　病

【查房内容】哮病的病情观察及护理。
【查房形式】三级查房。
【查房地点】病房、学习室。
【参加人员】护士长 1 人、主管护师 2 人、护师 5 人、护士 3 人、实习护士 3 人。

一、病例概述

责任护士小杨：

今天我们查房的患者是 23 床刘婆婆，年龄 70 岁，中医诊断为哮病，西医诊断为支气管哮喘。刘婆婆您好，今天我们会对您进行护理查房，需要您配合，谢谢！

患者因"反复发作性喘息 10^+ 年，复发加重 2^+ 天"入院，入院前 10^+ 年，患者无明显诱因出现胸闷、气紧、喘息，伴咳嗽、咳痰，无畏寒发热、心悸等，反复在当地医院就诊。2^+ 天前患者因闻牛粪中的氨气味，出现喘息加重、气紧、咳嗽、咳痰，痰液色白，无潮热盗汗。患者既往有高脂血症、双眼白内障、偶发室性早搏。

入院症见：喘息、气紧，咳嗽咳痰，无畏寒发热、鼻塞流涕、胸闷胸痛，纳差，眠可，二便调。自述为过敏体质，曾多次因过敏引发哮喘，对花椒、花粉过敏。

生命体征：体温 36.5℃，脉搏 77 次/分，呼吸 22 次/分，血氧饱和度（SO_2）99%，血压 142/77mmHg。患者血常规：中性粒细胞百分比 80.4%，淋巴细胞百分比 18.8%，单核细胞 $0.72×10^9$/L，嗜酸性粒细胞 $0.57×10^9$/L。血气分析：pH 值 7.397，CO_2 分压（PCO_2）47.1mmHg，氧分压（PO_2）109mmHg，血氧饱和度 98%。痰细菌涂片（革兰染色）：革兰阳性球菌，+++（中等量）。CT 检查：双肺慢性支气管炎。

入院后给予多索茶碱解痉，沙丁胺醇联合布地奈德雾化吸入，中医辨证施治予以中药口服调理脏腑功能。

今天我们所查的刘婆婆中医诊断为哮病，辨证分型为寒哮。那她的辨证分型的依据是什么呢？

二、病例讨论

（一）证候诊断

护师小李：

患者为老年女性，病程长，病情反复，此次起病急，以喘息、气紧、咳痰、胸闷为主要表现。专科情况：神志清楚，精神可，舌淡红苔白；言语清晰；喘息，气紧，稍咳痰，痰清稀、泡沫多；脉弦滑。四诊合参，属于哮病中的寒哮。患者素体脾虚，痰湿内生，外感风寒邪气，肺失宣降，肺气闭郁，故气喘，痰浊壅塞于胸中，肺气上逆，故喘息。

（二）辨证要点

责任护士小杨：

李老师辨证很完善。哮病是一种发作性的痰鸣气喘病证，发作时以喉中哮鸣，气促，呼吸困难，甚则喘息不能平卧为主要表现。本病常突然发作，迅速缓解，多见于冬春季节，也有常年反复发作者。值得注意的是，哮病可分为急性发作期和缓解期。我们今天所查的刘婆婆属于哮病的急性发作期，我们应该注意辨寒、热、风邪的偏盛，主要根据哮鸣、痰液和呼吸的特点进行辨证。本病发作时，因痰壅胸中，以邪实为主，故多见吸气困难，而自觉呼吸较快。我们可以看到刘婆婆病因于寒，症见喉中哮鸣，痰清稀而多泡沫，多为痰从寒化，属寒痰为患，因而辨为寒哮。既然哮病分为急性发作期和缓解期，那么它对应的辨证分型也相对比较复杂，现在哪位老师来和我们一起复习一下关于哮病的其他辨证分型？

护士小周：

1. 哮病急性发作期分型：①风哮，时发时止，发时喉中哮鸣，反复发作，止时如常人，发病前多有鼻痒、咽痒、喷嚏、咳嗽等，舌淡苔白。②寒哮，喉中哮鸣如水鸡声，呼吸急促，喘憋气逆，痰多、色白多泡沫，易咯，口不渴或渴喜热饮，恶寒，天冷或受寒易发；肢冷，面色青晦，舌苔白滑。今天我们所查的刘婆婆就属于寒哮。③热哮：喉中痰鸣如吼，咯痰黄稠，胸闷，气喘息粗，甚则鼻翼翕动，烦躁不安，发热口渴，或咳吐脓血腥臭痰，胸痛，大便秘结，小便短赤，舌红苔黄腻。④虚哮：喉中哮鸣如鼾，声低，气短息促，动则喘甚，发作频繁，甚至持续喘哮，咳痰无力。舌质淡或偏红，或紫黯。

2. 处于缓解期的患者，哮病的辨证分型相对简单：①肺脾气虚证，气短声低，喉中时有轻度哮鸣，痰多质稀，色白，自汗，怕风，易感冒，倦怠乏力，食少便溏，舌质淡，苔白。②肺肾两虚证，气短息促，动则为甚，吸气不利，咳痰质黏起沫，脑转耳鸣，腰膝酸软，心悸，不耐劳累，或五心烦热，颧红，口干，舌质红，少苔，脉细数；或畏寒肢冷，面色苍白，舌畔苔淡白。

（三）主要护理问题

责任护士小杨：

周老师的基础知识掌握得很扎实，掌握了哮病的辨证分型后，我们再来讨论一下刘婆婆目前存在的护理问题。

护士小江：

针对刘婆婆目前咳痰不利、胸闷气紧等症状，我提出以下几点护理问题：

1. 咳痰不爽，与痰浊壅塞，痰液黏稠，气虚无力有关。
2. 胸闷气喘，与痰气搏结，痰阻气道，肺失宣降有关。
3. 潜在并发症（喘脱），与气机逆乱，阴阳离决有关。

实习护士小钟：

江老师提到的喘脱是什么疾病？

责任护士小杨：

小钟同学听得很仔细，当哮病发作持续不能缓解，肺不能调节心血的运行，命门之火不能上济于心，则心阳受累，甚至发生喘脱，主要表现为：喘逆剧甚，张口抬肩，鼻翼翕动，端坐不能平卧，稍动则喘剧欲绝，心动悸，烦躁不安，肢体厥冷，面青唇紫，汗出如珠，舌淡无华，或干瘦枯萎，少苔或无苔，脉浮大无根，或见歇止，或模糊不清。

在我们日常护理工作中，要为刘婆婆提供哪些护理措施？

三、中医护理分析

（一）症候护理

护师小陈：

1. 喘息。针对患者喘息的症状，我们首先应观察她的呼吸频率、节律、深浅，发作持续时间，发现异常应及时报告医生。帮助患者取适宜体位，可取高枕卧位、半卧位或端坐位。取平喘、肺、肾上腺、交感等穴进行耳穴压豆。取中府、云门、孔最、膻中等穴进行穴位按摩。遵医嘱拔火罐，取肺俞、膏肓、定喘等穴进行穴位贴敷；取肺俞、天突、天枢、定喘等穴进行三伏贴效果尤甚。遵医嘱给予中药泡洗或中药离子导入。

2. 咳嗽咳痰。护理时应注意观察咳嗽的性质、程度、持续时间、规律以及咳痰的量、颜色、性状。指导咳嗽胸闷者取半坐卧位。持续性咳嗽时，可频饮温开水。指导患者做吹气球、深呼吸训练，根据子午流注法，为患者择时进行排痰治疗。注意保持口腔清洁，雾化结束后指导患者进行漱口。可取肺、气管、神门、皮质下、大肠等穴进行耳穴压豆。取肺俞、膏肓、定喘、脾俞、肾俞等穴进行穴位按摩。遵医嘱，取肺俞、膏肓、定喘、天突等穴给予穴位贴敷。取肺俞、膻中、中府、云门、孔最等穴进行穴位按摩。

3. 自觉胸闷。护理时应注意观察胸闷的性质、持续时间、诱发因素及伴随症状等。指导患者取膻中等穴进行穴位按摩。遵医嘱进行耳穴压豆，取心、胸、神门、小肠、皮质下等穴。

（二）疑难点讨论

责任护士小杨：

陈老师归纳得很全面，其中提到根据子午流注法择时为患者进行排痰治疗，有哪位同学可以为我们叙述具体实施过程？

实习护士小邵：

我们平时在工作中，一般选择申时（15：00—17：00），患者取坐位，沿背部循足太阳膀胱经进行穴位按摩，应用高频振动排痰仪从大杼穴开始至肾俞穴为止往返慢推 10 次，调节输出频率为 20～30 Hz，使用增强型叩击头，再于风门、肺俞、膈俞等穴位进行按摩，共 12 个穴位，每个穴位按摩 1 分钟，每次的总按摩时间约为 15 分钟。但我有一个疑惑，手太阴肺经寅时当令，为什么我们却选择申时进行排痰治疗呢?

责任护士小杨:

看得出小邵同学平时工作很认真用心。我们先来了解子午流注法,子午流注是古人根据人体气血流注脏腑经络的日、时及开穴规律,配合天干、地支、阴阳、五行、五输穴联合组成的一种逐日按时开穴治病的方法。该理论认为人体功能活动、病理变化受自然界气候变化、时日等影响而呈现一定的规律,根据这种规律,选择适当的时间治疗疾病,可以获得较佳的疗效。该经典理论是从时间角度研究人体脏腑经络气血盛衰流注规律的一种理论,是中医时间医学的重要思想。正如小邵同学所说,肺经寅时当令,但是寅时属于凌晨3:00—5:00,正是患者深度睡眠的休息时间,所以选择寅时进行护理操作不合适。根据手太阴肺经寅时最旺、申时最弱的规律,申时正值足太阳膀胱经当令,按摩各穴位可达到事半功倍之效。同时申时处于15:00—17:00,属于各项治疗集中进行时间段,对患者及护士都是适宜的治疗时机。

主管护师小陈:

确实,子午流注法的实施要注重时辰和穴位的选择。中医脏腑经络学说认为,足太阳膀胱经为六经之长,循于阳位、为一身之巨阳,参与十四经脉的循环往复,具有接纳、转输各经之经气,调整各经经气盈亏的作用。膀胱经背俞穴位于膀胱经背腰部第一侧线,乃脏腑之精气流输于体表的部位,是调节脏腑功能之要穴。清代医家吴师机《理瀹骈文》云:"五脏之系,咸在于背,脏腑十二俞皆在背……故脏腑病皆可治背。"我们选膀胱经背俞穴:风门,能泻诸阳经热气,有宣通肺气,调理气机之功效;肺俞,是治疗呼吸系统疾病的重要穴位,按摩此穴可使气血通畅,肺气宣降正常,则能扶助正气,祛邪外出;心俞,有理气化痰、宁心安神之功;膏肓,具有补虚益损、调理肺气之功,按摩此穴可散风逐湿,扶正达邪;膈俞具有宽胸理气、补血化瘀之功。有研究显示,按摩刺激膈俞,可使患者产生气逆,推动膈肌运动,出现咳嗽、咳痰。脾俞具有健脾和胃,利湿升清的功效。取大杼、风门、肺俞、心俞等穴共用,可激发经气、理气固卫、宣肺化痰,改善肺功能,促进患者康复。

护士长:

其实大家可以看出,子午流注法可以联合很多的中医护理操作技术,如在治疗便秘患者时,我们可以选择巳时(9:00—11:00)对足太阴脾经腧穴进行热奄包治疗;针对胸痹患者选择手少阴心经开穴时间午时(11:00—13:00),选取双心俞、膻中、双内关穴进行贴敷;对于高血压患者,选择耳廓区降压沟、心、脾、胃、肾、神门、皮质下等反应区进行耳穴压豆,指导患者分别于辰时（7：00—9：00）、午时（11：00—13：00）、酉时（17：00—19：00）按摩埋豆处。大家完全可以根据子午流注的思想，将我们的日常护理操作择时进行，以达到事半功倍的效果，打造出属于中医的时辰护理学。

（三）护理宣教

责任护士小杨：

感谢护士长为我们今后的工作及科研提供了新思路，将子午流注法在中医护理中进一步发扬光大。在查房之前，患者刘婆婆就特别想了解关于她的这个老毛病的一些护理宣教内容，现在哪位老师来给刘婆婆进行个性化的宣教？

护师小邹：

1. 刘婆婆属于寒哮患者，在生活起居中居住环境宜阳光充足，室内温度宜偏暖，避风寒。在心肺康复锻炼基础上增加太极拳、八段锦等；可以进行腹式呼吸、缩唇呼吸和呼吸吐纳功的训练，以提高肺活量，改善呼吸功能。注意加强过敏原识别与规避，及时检测过敏原的类别，在日常生活中进行防范。刘婆婆您平时还可以进行自我保健锻炼，如按摩保健穴位，取迎香、风池、三阴交、膻中、涌泉等穴；进行叩齿保健等。

2. 饮食指导。避免摄入易引起过敏的食品，如海鲜类，忌食辛辣油腻等刺激之品。寒哮期间宜食温肺散寒、豁痰利窍的食品，如葱、姜、胡椒等。取食疗方椒目粉，可配菜或制成胶囊。

3. 情志调理。由于哮病病情迁延，易复发，给予患者情志调理是很有必要的，护理期间应注意耐心倾听患者的倾诉，避免不良情绪刺激。鼓励家属多陪伴患者，给予患者心理支持。告知患者情志对疾病的影响，向患者介绍疾病相关知识，鼓励其积极配合治疗。

责任护士小杨：

哮病的护理宣教相对比较简单，和肺胀患者的护理宣教也比较类似，大家相对掌握得比较好。那么今天我们的查房结束。刘婆婆，谢谢您的配合！

四、查房小结

护士长：

今天的查房，实习护士参与得相当不错，他们准确地将针对哮病的护理疑惑抛出来，让各位老师展开了内容丰富的讨论，在讨论中让大家既巩固了哮病的相关护理知识要点，又有了新的工作方向。由于时间有限，下次我们可以再给同学们和低年资护士强调一下关于喘证和哮病的鉴别诊断。

参考文献

[1] 余团，杨茜，王家兰. 子午流注指导中医护理技术应用于膝关节骨性关节炎中的研究进展 [J]. 云南中医中药杂志，2021，42（5）：88－91.

[2] 高丽云. 痰热郁肺型慢性阻塞性肺疾病患者子午流注择时穴位按摩的研究 [J]. 护理学杂志，2017，32（5）：41－43.

[3] 唐颖丽，谢珊，余清萍，等. 子午流注法治疗慢性阻塞性肺疾病加重期痰浊阻肺证疗效研究 [J]. 陕西中医，2020，41（9）：1311－1314，1341.

[4] 雷丽芳，林美珍，邓秀红，等. 子午流注穴位行温灸包与腹部按摩在功能性便秘老年患者的效果对照研究 [J]. 护理学报，2017，24（9）：60－63.

[5] 张贺，张健，杜艳君，等. 子午流注纳子法穴位贴敷干预稳定性劳力型心绞痛的临床研究 [J]. 中西医结合心脑血管病杂志，2021，19（9）：1476－1479.

[6] 邹玲，代金刚. 基于"子午流注"理论解析中医时辰导引及其应用 [J]. 中医药学报，2021，49（7）：6－9.

[7] 陈仕梅，李亚轩，曾博斯，等. 子午流注指导下穴位贴敷联合耳穴压豆在高血压患者中的应用 [J]. 中国当代医药，2021，28（16）：166－169.

[8] 国家中医药管理局药政司. 19个病种中医护理方案 [M]. 北京：中国中医药出版社，2015.

[9] 徐桂华，张先庚. 中医临床护理学 [M]. 北京：人民卫生出版社，2017.

[10] 单玉塘. 单玉堂子午流注与灵龟八法讲稿 [M]. 北京：中国医药科技出版社，2017.

案例四　喘　证

【查房内容】喘证的病情观察及护理。

【查房形式】三级查房。

【查房地点】病房、学习室。

【参加人员】护士长 1 人、主管护师 2 人、护师 6 人、护士 3 人、实习护士 3 人。

一、病例概述

责任护士小叶：

各位老师下午好，今天我们针对一例喘证患者进行护理查房。黄婆婆您好，我们马上要为您进行一次护理查房，还请您配合。

患者黄婆婆，年龄 62 岁，中医诊断为喘证。患者因"反复胸闷 3 月"入院。入院前 3 月患者无确切诱因出现胸闷，活动后明显，休息后可缓解，情绪波动后可加重，无胸痛咯血，无潮热、盗汗，无发热、畏寒，无头晕、心悸，无恶心、呕吐。患者为进一步诊治，遂入我科。患者既往有慢性胃炎 20$^+$ 年，腰椎间盘突出 1$^+$ 年。

入院症见：胸闷气紧，胸部紧绷感，活动后明显，休息后稍缓解，阵发咳嗽，痰液较多，痰色白，腹胀，眠可，二便正常。入科生命体征：体温 36.5℃，脉搏 86 次/分，呼吸 22 次/分，血氧饱和度 95%，血压 126/76mmHg。CT 提示右肺下叶后基底段磨玻璃结节，双肺弥漫性粟粒结节。患者抗结核菌素试验（PPD）皮试阴性，结核感染 T 细胞 γ 干扰素释放试验阴性，其余感染性疾病筛查试验、血常规、CRP、肝肾功能、肿瘤标志物、降钙素原、血沉、结核抗体、心电图均未见异常。

入院后给予吸氧，布地奈德＋沙丁胺醇雾化解痉平喘，口服药给予左氧氟沙星抗感染，氨茶碱片解痉平喘，氨溴索口服液祛痰，氯苯那敏（扑尔敏）止咳。中药辨证施治予中药口服，针灸治疗。患者胸部 CT 提示右肺下叶后基底段磨玻璃结节，双肺弥漫性粟粒结节。考虑与患者长期接触厨房油烟相关。

接下来哪位老师来为我们黄婆婆辨证了？

二、病例讨论

（一）辨证分型

护士小江：

患者为老年女性，病程长，以胸闷气紧为主要表现，舌淡苔白，脉弦滑。四诊合参，本病属于祖国医学喘证的范畴，黄婆婆肺脾气虚，宗气不足，故胸闷气紧，脾虚失运，痰湿内生，痰湿阻肺，肺络瘀阻，故胸闷胸痛，结合临床表现辨证为痰浊阻肺证。

责任护士小叶：

江老师的辨证思路很清晰。喘证是以呼吸困难、短促急迫，甚则张口抬肩、鼻翼翕动、不能平卧为主要表现的病证。喘即气喘、喘息，其症状轻重不一，轻者表现为呼吸困难，不能平卧；重者稍动则喘息不已，甚则张口抬肩，鼻翼翕动；严重者可发生喘脱危象，表现为喘促持续不解，烦躁不安，面青唇紫，肢冷，汗出如珠，脉浮大无根。我们今天所查的刘婆婆就属于喘证的轻症患者。值得注意的是，凡喘息型支气管炎、肺部感染、肺炎、肺气肿、肺源性心脏病、心源性哮喘、肺结核、硅沉着病及癥症等以呼吸困难为主要临床表现者，均属本病证的讨论范围。因而它的辨证施护的运用是比较广泛的。

（二）辨证要点

实习护士小姚：

老师，关于哮病和喘证我有点混淆，它和我们通常所说的哮喘有什么区别吗？

责任护士小叶：

看得出小姚同学有一边学一边思考。哮病和喘证都有呼吸急促、困难的表现。哮必兼喘，但喘未必兼哮。哮指声响，喉中哮鸣是一种反复发作的独立性疾病；喘指气息，为呼吸气促困难，是多种肺系急慢性疾病的一个表现。后世医家鉴于哮必兼喘，故一般统称"哮喘"，为与喘证区分，故定名为"哮病"。

对于喘证的辨证相对比较复杂，它的辨证要点应注意：辨虚实、辨外感内伤，辨病变脏腑，只有正确的辨证才能更好地指导我们为患者实施护理。请问哪位老师可以跟我们讲解下喘证具体的辨证分型？

护师小李：

根据虚实辨证，喘证可以分为实喘和虚喘。

1. 实喘。

1）风寒袭肺。症见喘息，呼吸气促，胸部胀闷，咳嗽，痰多稀薄色白，兼有头痛，鼻塞，恶寒，无汗，或伴发热，口不渴，舌苔薄白而滑，脉浮紧。

2）表寒里热。症见喘咳上气，胸胀或痛，息粗，鼻煽，咳痰不爽，痰黄稠，烦闷，身痛，有汗或无汗，口渴，舌边红，舌苔薄白或薄黄，脉浮数或滑。

3）痰热郁肺。症见喘咳气涌，痰稠黏色黄，或夹血色，伴胸中烦热，身热，有汗，渴喜冷饮，面红，咽干，尿赤，大便秘结，舌质红，舌苔黄或腻，脉滑数。

4）痰浊阻肺。症见喘而胸闷，痰多色白，纳呆，呕恶，口黏不渴，困倦，舌苔厚腻，脉滑。

5）肺气郁痹。症见每遇情志刺激易诱发喘咳，起病突然，呼吸短促，息粗气憋，胸闷胸痛，咽中异物感，或失眠心悸，平素易抑郁，舌苔薄，脉弦。

2. 虚喘。

1）肺虚。症见喘促短气，气怯声低，喉有鼾声，咳声低弱，咳吐稀痰，自汗，畏风，易感冒，或见咳呛，痰少质黏，烦热而渴，咽喉不利，面红，舌质淡红或有苔剥，脉软弱或细数。

2）肾虚。症见喘促日久，气息短促，呼多吸少，动则喘甚，气不得续，或小便余沥，或咳遗尿，或面青肢冷，舌淡苔薄，脉细无力。

3）喘脱。症见喘逆剧甚，张口抬肩，鼻翼煽动，端坐不能平卧，稍动则喘剧欲绝，心动悸，烦躁不安，面青唇紫，汗出如珠，脉浮大无根，或见间歇，或模糊不清。

责任护士小叶：

李老师对喘证的辨证分型解释得很完整。虚实是用以概括和辨别邪正盛衰的一对纲领，主要反映疾病过程中人体正气和致病邪气的盛衰变化及力量对比。实证主要在于邪气盛，而虚证则主要在于正气虚，即"邪气盛则实，精气夺则虚"。这里我想问实习同学们，实证和虚证应该怎样进行判断呢？

实习护士小鲁：

虚证是指人体正气不足、脏腑功能衰退所表现的证候，多见于素体虚弱，后天失调或久病、病重之后。而实证是邪气过盛、脏腑功能亢进表现出来的证候。

主管护师小唐：

小鲁同学对实证和虚证的概念掌握得是比较好的，这两者主要可从患者的形体的盛衰、精神状态的好坏、声音气息的强弱、痛处的喜按与拒按，以及舌象、脉象的变化上进行鉴别。喘证虚证、实证的鉴别要点见表4—1。

表4—1　喘证虚证、实证的鉴别要点

维度	虚证	实证
病程	长（久病）	短（新病）
体质	多虚弱	多壮实
精神	萎靡	兴奋
声息	声低息微	声高气粗
疼痛	喜按	拒按
胸腹胀满	按之不痛，胀满时减	按之疼痛，胀满不减
发热	五心烦热，午后微热	蒸蒸壮热
恶寒	畏寒，得衣近火则减	恶寒，添衣加被不减
舌象	质嫩，苔少或无苔	质老，苔厚腻
脉象	无力	有力

（三）主要护理问题

责任护士小叶：

通过唐老师关于虚证、实证鉴别要点的解析，相信大家对虚实辨证有了进一步的理解。黄婆婆目前最主要的护理问题有哪些？

护师小李：

1. 患者胸闷气促，与邪气壅肺、肺气宣发肃降失调或精气不足、肺肾摄纳失常有关。

2. 咳痰不爽，与邪气壅肺、气失宣降有关。

3. 生活自理能力下降，与肺肾两虚、喘促难平、无力施为有关。

4. 潜在的并发症：喘脱，与气阴俱竭、肾阳虚衰有关。

三、中医护理分析

（一）症候护理

责任护士小叶：

针对黄婆婆目前存在的护理问题，我们该怎样进行症候护理？

护师小廖：

1. 针对患者咳嗽咳痰的症状，我们应注意保持病室空气新鲜、温湿度适宜，室内温度保持在 18~22℃，相对湿度控制在 50%~60%。减少环境的不良刺激，避免寒冷或干燥空气、烟尘、花粉及刺激性气体等。帮助患者保持舒适体位，咳嗽胸闷时取半卧位或半坐卧位，持续性咳嗽时，可频饮温开水，以减轻咽喉部的刺激。每日清洁口腔 2 次，保持口腔卫生，有助于预防口腔感染、增进食欲。密切观察咳嗽的性质、程度、持续时间、规律及咳痰的颜色、性状、量及气味，有无喘促、发绀等伴随症状。加强气道湿化，痰液黏稠时多饮水，指导患者每天饮水 1500ml 以上。协助叩背排痰，指导患者掌握有效咳嗽、咳痰、深呼吸的方法。指导患者正确留取痰标本，及时送检。遵医嘱给予止咳、祛痰药物，用药期间注意观察药物疗效及不良反应。遵医嘱给予耳穴压豆，可选择肺、气管、神门、皮质下等穴位。遵医嘱给予穴位贴敷，可选择肺俞、膏肓、定喘、天突等穴位，可推荐患者进行三伏贴治疗。可选择肺俞、膏肓、定喘、脾俞、肾俞等穴位进行拔火罐治疗。饮食宜清淡、易消化，少食多餐，避免油腻、辛辣刺激及易引起过敏的食物。可适当食用化痰止咳的食疗方，如杏仁、梨、陈皮粥等。

2. 患者觉喘息气短，可以持续给予低流量吸氧，主要观察患者喘息气短的程度、持续时间及有无短期内突然加重的征象，评价缺氧的程度。观察有无皮肤红润、温暖多汗、球结膜充血、搏动性头痛等二氧化碳潴留的表现。指导患者进行呼吸功能训练，可进行吹气球、呼吸操等训练。选择交感、心、胸、肺、皮质下等穴位进行耳穴压豆。可选择列缺、内关、气海、足三里等穴位进行穴位按摩。遵医嘱给予艾灸治疗，可选择大椎、肺俞、命门、足三里、三阴交等穴位。指导患者进食低碳水化合物、高脂肪、高蛋白、高维生素饮食，忌食辛辣、煎炸之品。

3. 针对患者腹胀，可以鼓励患者多运动，以促进肠蠕动，减轻腹胀，可练习太极拳、八段锦等。如患者病情较重，指导其在床上进行翻身、四肢活动等主动运动,或予以四肢被动运动,每日顺时针按摩腹部10～20分钟。可选择脾、胃、三焦、胰、胆等穴位进行耳穴压豆。可选择足三里、中脘、内关等穴行穴位按摩。可选择中脘、气海、关元、神阙等穴位进行穴位贴敷。嘱患者饮食忌肥甘厚味、甜腻之品,正餐进食量不足时,可安排少量多餐,避免在餐前和进餐时过多饮水,避免豆类、芋头、红薯等产气食物的摄入。

(二)疑难点讨论

责任护士小叶:

廖老师的症候护理讲得很全面,关于中医特色护理技术的辨证施治尤为详细,其中提到的三伏贴,是中医一种传统而疗效良好的疗法,具有深厚的中医理论基础。为什么会选择在三伏天进行中医穴位贴敷治疗呢?古人认为,阳干之庚为肺金,中医学认为肺属金,庚日贴敷可补肺气,这也是三伏贴主要运用于防治肺系疾病的理论依据。《灵枢·五癃津液别》提到"天暑衣厚则腠理开",《素问·疟论》提到"若腠理疏松则汗孔多开",说明在三伏天时节,人体腠理疏松,汗孔多开,全身经络亦最为通畅,这时把阳性、热性的药物贴敷于相应的腧穴,药物则更易于透达肌肤,渗入经络,以鼓舞激发人体的阳气,提升正气,协调脏腑功能,故三伏天是一年中补阳的重要时机,这也遵循"春夏养阳""夏至阳盛"的中医时间理论。

患者黄婆婆:

三伏贴我年年都在贴,对我的哮喘还是有作用的,但是每次贴了皮肤都会有损伤,这个对药效会有什么影响吗?

责任护士小叶:

黄婆婆,感谢您对中医传统疗法的信任和支持!由于个体差异性,有的患者在进行三伏贴治疗后局部会出现红肿甚至破溃的现象,这些都属于正常反应,对三伏贴的疗效不会有任何影响。现代三伏贴剂的主要成分是白芥子,它含白芥子苷,其本身并无刺激作用,但是遇水后经白芥子酶的作用可以生成具挥发性的白芥子油,白芥子油有很强的刺激作用,应用于皮肤后,会有温热感并使之发红,甚至引起水疱和脓疱。故以白芥子为主要成分的三伏贴剂的作用原理,一方面有药物的温经散寒的作用,另一方面又有类似发疱灸的灸疗作用,通过刺激局部穴位皮肤,激发经气,调理经络,以补充阳气、正气。黄婆婆,您今后继续放心进行三伏贴,在治疗期间注意对破溃处皮肤的护理,避免感染即可。

实习护士小崔：

老师，三伏贴一般会贴于哪些穴位呢？

护师小陈：

三伏贴剂是一种如硬币大小的膏药，在夏天农历的头伏当日开始贴在患者后背一些特定穴位上，通常选择大椎、定喘及双侧的肺俞、脾俞、膈俞、肾俞，它是一种顺应节气进行夏季补阳、冬病夏治的良好方法，其通过鼓舞人体阳气达到防寒、治寒的目的，对一些冬季易发的疾病，如以素体阳虚或外受寒邪为病机的疾病，有很好的防治效果。现在的三伏贴主要运用于对肺系疾病的防治，其对一些慢性顽固性肺系疾病有很好的临床疗效。

护士长：

其实三伏贴并不仅仅局限于治疗肺系疾病，综观近代三伏贴的临床研究，除了肺系疾病中的咳嗽、支气管炎、哮喘外，还有一些关于三伏贴运用于风湿性疾病、类风湿关节炎、肩周炎、寒湿泄泻、痛经等疾病的临床疗效研究，都取得了良好的疗效。这说明除了肺系疾病外，三伏贴在对防治其他系统疾病方面也具有很大的优势，临床上可以扩大其治疗范围，运用到更多疾病的防治中去。因此，我们在日常护理工作及延续护理工作中，都可以给有适应证的广大患者推荐中医三伏贴。

（三）护理宣教

责任护士小叶：

看得出大家对三伏贴都比较感兴趣，讨论的相应问题也比较多。接下来哪位老师为黄婆婆提供专业的健康指导呢？

护师小谢：

1. 生活起居指导前面的老师已经讲过了，在此不再赘述。最近气温逐渐降低，您要注意及时增减衣物，勿汗出当风，在呼吸道传染病流行期间，尽量避免去人群密集的公共场所，避免感受外邪诱发疾病或加重病情。平时您还可以进行步行锻炼：每日步行 500～1500 米，运动量由小到大。开始时，可用自己习惯的中速步行，以后可采用中速—快速—慢速的节奏步行。经常按摩睛明、迎香、颊车、合谷、内关、足三里、肾俞、三阴交等穴位。还可以进行足底按摩，取肾、输尿管、膀胱、肺、喉、气管、肾上腺等反射区，每个反射区按摩 3 分钟，每日 3 次。每日早晚各 1 次叩齿保健，每次 3 分钟左右。叩齿时可用双手指有节律地搓双侧耳孔，提拉双耳廓，直到发热为止。还可以练习传统养生操，如五禽戏、太极拳或八段锦，每周练习 3 次以上，每次 15 分钟。

2. 由于黄婆婆辨证为喘证的痰浊阻肺，因而在饮食上宜进食能清肺化痰、理气止咳的食物，如雪梨银耳百合汤；还宜食生姜、丝瓜、肉桂等，可服用橘皮杏仁饮，忌过甜、过凉的食物。

3. 在病史汇报中，我们了解到黄婆婆喘证会因为情绪波动而加重，所以情志护理也是极其重要的。本病缠绵难愈，患者精神负担较重，常易出现焦虑、抑郁等情绪，护理期间应多与患者沟通，了解其心理状态，及时予以心理疏导。还可借助五音疗法，可音乐欣赏《光明行》《春天来了》《雨打芭蕉》，以达到怡悦情志的目的。

责任护士小叶：

谢老师的健康指导确实是为黄婆婆量身打造的，同时也将我们之前查房中所讲到的五音疗法运用于健康指导中了。黄婆婆，相信今天您对三伏贴和平时的康复锻炼也有了一定的了解，谢谢您的配合！

四、查房小结

护士长：

今天的护理查房内容特别贴近临床，在讲解了喘证护理知识的同时，还对虚实辨证、三伏贴等知识进行了延伸，尤其在三伏贴讨论环节中，护士老师、实习同学、患者的参与度都非常好，大家都了解了三伏贴在治疗肺系疾病中的相关知识。在今后的护理工作中，我们也应注意加强对中医传统治疗的宣传和推广。

参考文献

[1] 张群，赵旭涛. "五脏六腑皆令人咳"在治疗喘证中的指导意义 [J]. 中国医药导报，2021，18（1）：156－159.

[2] 李灿动. 中医诊断学 [M]. 北京：中国中医药出版社，2016.

[3] 徐桂华，张先庚. 中医临床护理学 [M]. 北京：人民卫生出版社，2017.

[4] 郑妙瑜，李川. 冬病夏治三伏贴治疗支气管哮喘缓解期的临床疗效 [J]. 黑龙江医药，2020，33（2）：311－313.

[5] 郑红斌. 《黄帝内经》虚实病机述要 [J]. 中华中医药杂志，2017，32（9）：3913－3915.

[6] 李建生. 肺系病辨证纲要与证候的认识 [J]. 中医学报，2019，34（1）：1－5.

［7］吴玥. 喘证中医护理方案应用于老年慢性阻塞性肺疾病患者对其肺功能指标的有效性［J］. 中外医疗，2021，40（3）：154－156，159.

［8］张学燕. 喘证辨治概述［J］. 光明中医，2020，35（23）：3801－3803.

案例五　肺　胀

【查房内容】肺胀的病情观察及护理。

【查房形式】三级查房。

【查房地点】病房、学习室。

【参加人员】护士长 1 人、主管护师 2 人、护师 5 人、护士 3 人、实习护士 3 人。

一、病例概述

责任护士小王：

今天我们就近期收治的一例肺胀患者进行护理查房。谭婆婆您好，现在我们将对您进行一次护理查房，希望您能配合我们，谢谢！

24 床谭婆婆，79 岁，因"反复咳嗽气紧 8^+ 月，加重 5 天"入院。入院前 8^+ 月，患者受凉后出现咳嗽气紧，干咳为主，痰少难以咳出，伴胸闷、出汗、无发热、畏寒、潮热、胸痛等不适。患者遂至当地诊所就诊，予中药治疗后咳嗽症状可缓解，停药后复发。患者既往高血压 20^+ 年，糖尿病 10^+ 年，房颤 40^+ 年。

入院症见：胸闷、咳嗽、咳痰、痰难咳出，神疲，乏力，汗多，心悸，无胸痛、无明显畏寒发热、双下肢无水肿，纳差，口干，口苦，眠差，二便正常。入科生命体征：体温 36.7℃，脉搏 82 次/分，心率 134 次/分，呼吸 26 次/分，血压 120/66mmHg，血氧饱和度 90%。血常规：淋巴细胞百分比 19.2%、嗜酸性粒细胞百分比（EO%）0.3%。生化检查提示：葡萄糖（GLU）6.33mmol/L，尿素（Urea）9.97mmol/L，尿酸（UA）543.0 μmol/L，胱抑素 C（Cys－C）1.69mg/L，降钙素 0.07ng/ml。血气分析：pH 值 7.341，PCO_2 52.4mmHg，实际碳酸氢根（AB）27.7mmol/L、标准 HCO_3^- 25.7mmol/L、K^+ 4.64mmo/L，Na^+ 130.8mmol/L，血乳酸（LAC）2.85mmol/L。心电图示：

心房颤动,心率 102～182 次/分。胸部 CT 提示:肺气肿,双肺内少许纤维条索。

在治疗上给予甲泼尼龙琥珀酸钠＋氨茶碱解痉抗炎,沙丁胺醇＋布地奈德、异丙托溴铵雾化吸入,阿洛西林抗感染,螺内酯、氢氯噻嗪利尿强心,羧甲司坦祛痰,二甲双胍、格列齐特、阿卡波糖调控血糖,地高辛、美托洛尔控制心率,缬沙坦胶囊控制血压,利伐沙班抗凝治疗。

现在由哪位老师为我们进行谭婆婆的中医辨证?

二、病例讨论

(一) 证候诊断

护师小张:

谭婆婆为老年女性,病程长,此次起病急,以咳逆上气,痰少,胸中憋闷、腹胀、气促、动则加剧为主要表现,反复发作,经久难愈,脉浮,四诊合参,属于祖国医学肺胀的范畴。患者为老年女性,肺肾气虚,肾不纳气,故呼吸浅短难续,咳痰无力,不能平卧;肺气不足,津液不能散布,宗气不足,故胸闷心悸,气虚不摄。患者舌淡红,苔白,脉浮,辨证为肺肾气虚。

(二) 辨证要点

责任护士小王:

张老师的辨证很准确,肺胀是多种慢性肺系疾病反复发作,迁延不愈,导致肺气胀满,不能敛降的一种病证。临床表现为胸部膨满,憋闷如塞,喘息上气,咳嗽痰多,烦躁,心悸,面色晦暗,或唇甲紫绀,脘腹胀满,肢体浮肿等。其病程缠绵,时轻时重,经久难愈,严重者可出现神昏、痉厥、出血、喘脱等危重证候。在中医辨证中肺胀多属肺脏至虚,由肺及心、虚实夹杂的危重症,肺功能失调因素为咳、喘,因此,肺胀应治以扶正固本,兼以止咳平喘,同时针对患者咳喘因素进行治疗,效果优于西药单纯治疗。肺胀的辨证分型相对简单,有哪位同学来为我们再补充一下关于肺胀的其他辨证分型?

实习护士小夏:

谭婆婆属于肺肾气虚证,它的证候要点:咳嗽,喘息,胸闷,气短,动则加重;乏力或自汗;易感冒,恶风;腰膝酸软,耳鸣,头昏或面目虚浮;小便频数、夜尿多,或咳而遗尿;舌质淡、舌苔白。肺胀还可另外分为肺脾气虚证和肺肾气阴两虚证。肺脾气虚证的证候要点：咳嗽，喘息，气短，动则加重；神疲、乏力或自汗；恶风，易感冒；纳呆或食少，胃脘胀满或腹胀或便溏；舌体胖大或有齿痕，舌苔薄白或腻。肺肾气阴两虚证的证候要点：喘息，气短，动则加重；自汗、盗汗或乏力；易感冒；腰膝酸软，耳鸣，头昏或头晕；干咳少痰、咳嗽不爽；手足心热；舌质淡或红、舌苔薄少或花剥。

（三）主要护理问题

责任护士小王：

小夏同学对肺胀的辨证分型掌握得很好，现在哪位老师来为我们分析谭婆婆目前的护理问题？

护士小廖：

针对谭婆婆目前的病情，我提出了以下几点护理诊断：

1. 胸闷气促，与痰气搏结、痰阻气道、肺失宣降有关。
2. 咳痰不爽，与痰浊壅塞、痰液黏稠、气虚无力有关。
3. 生活自理下降，与肺肾两虚、喘促难平、无力施为有关。
4. 饮食调养的需要，与气阴两虚、生化乏源有关。
5. 潜在并发症：神昏、痉厥、出血、喘脱。

责任护士小王：

关于谭婆婆的护理诊断应该还有一条，谭婆婆的心电图提示心房颤动，心率在 102～182 次/分，我觉得应该增加一项护理诊断：心悸，与情志、劳倦内伤，心神或素体虚弱有关。

护士长：

王老师补充得很准确，心房颤动属于祖国医学促脉证的范畴，发病诱因主要为体虚劳倦、情致内伤、外邪侵袭及药食不当。病位主要在心，亦与肺、肝、脾、肾密切相关。病理性质主要涉及虚实两方面，虚者多为气、血、阴、阳诸不足，脏腑功能失调，致心失所养；实者多因痰火扰心，水饮上凌，或瘀阻心脉，致气血运行不畅，心神被扰。而我们今天所查的谭婆婆属于实证。但疾病本身虚实之间也可相互夹杂或转化，病性大多不是单一的。从脉象来说，促脉证也是很值得我们探究的。当心房颤动发作时，不仅出现心律、心率和心音的改变，脉象亦发生相应的变化，表现为脉率快慢不等、脉律绝对不规则、脉势脉位变化不一。历代医家各执一论，其中张仲景在《伤寒杂病论》中写道："伤寒脉结代，心动悸，炙甘草汤主之。"自此后世中医学者多将心房颤动归为结、代脉的范畴。脉率大于 100 次/分的快速性心房颤动，对应散（涩）

脉和解索脉；脉率 60～100 次/分的慢性持续性心房颤动，对应涩（短）脉；脉率小于 60 次/分的心房颤动，对应涩结脉或涩结代脉等。

三、中医护理分析

（一）症候护理

责任护士小王：

护士长为我们进行相关护理诊断知识拓展的同时，也让我们对脉促证有了进一步的认识。接下来，根据刚刚所提出的护理问题，我们具体该怎样进行辨证施护呢?

护士小周：

针对谭婆婆，我们可以实施以下的证候护理。

1. 咳嗽、咳痰：可帮助患者取舒适体位，指导患者有效咳嗽、咳痰、深呼吸的方法。遵医嘱给予取肺、气管、神门、皮质下等穴耳穴压豆；取大椎、定喘、肺俞、风门、膏肓等穴进行拔火罐治疗；行中药离子导入，离子导入的部位为背部湿啰音最明显处；同时给予足部中药泡洗。

2. 喘息、气短：观察喘息、气短的程度及有无紫绀，遵医嘱给予氧疗，观察吸氧效果。帮助患者取合适体位，如高枕卧位、半卧位或端坐位，指导患者掌握放松术，如缓慢呼吸、全身肌肉放松、听音乐等；进行呼吸功能锻炼，常用的锻炼方式有缩唇呼吸、腹式呼吸、吹气球等。其他护理包括取大椎、定喘、肺俞、脾俞、天突等穴进行穴位贴敷，取交感、心、胸、肺、皮质下等穴进行耳穴压豆，取列缺、内关、气海、关元、足三里等穴进行穴位按摩。遵医嘱给予艾灸，取大椎、肺俞、命门、足三里、三阴交、气海等穴，用补法。

3. 腹胀、纳呆：病室整洁，避免刺激性气味，嘱患者咳痰后及时用温水漱口。顺时针按摩腹部 10～20 分钟，鼓励患者适当运动，促进肠蠕动，减轻腹胀。取中脘、气海、关元、神阙等穴进行穴位贴敷，取脾、胃、三焦、胰、交感、神门等穴进行耳穴压豆，取中脘、足三里等穴进行穴位按摩。取中脘、足三里等穴进行艾灸。

4. 心悸：严密观察患者心率、心律、呼吸、面色、血压等变化。心悸发作时，帮助患者取舒适体位，卧床休息，尽量减少搬动患者；病室保持安静，避免噪声干扰，减少探视。遵医嘱给予中药泡洗；取关元、气海、膻中、足三里、太溪、复溜、内关、三阴交等穴进行穴位贴敷；取心、肺、肾、神门、皮质下等穴，行耳穴压豆，伴失眠者可配交感、内分泌等穴。指导患者进行穴位按摩，取神门、心俞、肾俞、三阴交、内关等穴，若汗出可加合谷穴。

（二）疑难点讨论

实习护士小李：

老师，在进行艾灸的时候采用补法属于中医的什么理论呢？具体应该怎样操作呢？

责任护士小王：

这个问题问得很好，其实早在《灵枢·背腧》中，就有对艾灸补泻操作方法的论述："气盛则泻之，虚则补之。以火补者，毋吹其火，须自灭也；以火泻者，疾吹其火，传其艾，须其火灭也。"这是针对病情虚实，而施以不同操作方法进行艾灸的补与泻。其区别在于，行艾灸补法时，让艾火自然地慢慢燃烧，火力徐缓而温和；行艾灸泻法时，医者吹旺艾火，让火力疾剧而深透。

主管护师小陈：

是的，艾灸补泻是灸法中的一个重要内容。《素问·调经论》说："百病之生，皆有虚实，而补泻行焉。"艾灸补泻就是根据《内经》"盛则泻之，虚则补之"的理论所设立的治疗方法。病既有虚实，则应施补泻，补其不足，泻其有余。无有补泻，焉能调整脏腑、经络、气血、阴阳的盛衰，使之恢复正常，艾灸补泻法是疏通经络、调和气血、协调阴阳、扶正祛邪的一个重要治疗手段。同针刺补泻意义一样，运用艾灸补泻方法治疗各种虚实病证，是中医辨证论治思想在灸法中的具体运用。临床认为艾条温和灸偏于扶正而为补，而雀啄灸偏于祛邪而为泻。影响艾灸补泻效果的因素，取决于机体当时所处的虚实状态。因此，只有辨证施治，才能产生补泻效应。

（三）护理宣教

责任护士小王：

感谢陈老师的深入补充。那接下来我们应该对谭婆婆制定怎样的个性化的护理宣教呢。

护师小李：

1. 生活起居：病室保持清洁、安静，空气新鲜、阳光充足，室内温度保持在 18～20℃，相对湿度 55%～60%，室内空气每日消毒 1 次，避免灰尘及异味刺激，禁止吸烟，严格探视制度。患者喉间痰多时，勤换体位，可轻拍其背部，以助排痰。顺应四时，根据天气变化及时增减衣物，勿汗出当风；注意卧床休息，缓解期可先在室内活动，根据病情逐渐增加活动量，可练习太极拳、八段锦、呼吸操等增强体质，改善肺功能。

2. 饮食护理：饮食宜清淡、富营养，多食果蔬，忌辛辣刺激、生冷、油腻、辛膻发物等。痰浊壅肺者宜将莱菔子、白果、粳米同煮粥，早晚温热服之；谭婆婆肺肾气虚，在缓解期可服蛤蚧、沙参百合粥、黄芪党参粥等。

3. 中医特色治疗：可采用五音疗法，选用商调、羽调音乐，于15：00—19：00可选用《阳春白雪》《黄河》《金蛇狂舞》等曲目助长肺气；于7：00—11：00欣赏《梅花三弄》《船歌》《梁祝》等曲目，促使肾气隆盛。

4. 用药护理：痰浊壅肺患者汤剂宜温热服；服药后注意观察神志、呼吸、胸闷、咳嗽、咳痰、发绀、浮肿等症状是否改善，应用利尿剂者注意小便量。

5. 指导患者正确进行家庭氧疗。

6. 康复指导：指导患者行坐式呼吸操锻炼，提高肺活量，改善呼吸功能。病情缓解后鼓励下床活动，可每日散步20~30分钟，或练习太极拳、八段锦等。病重期间指导其在床上进行翻身、四肢活动等主动运动，或给予四肢被动运动。指导患者按摩印堂、迎香、合谷、内关、足三里、三阴交、涌泉等穴位，以促进气血运行，增强体质。此外，还可进行耐寒训练，如入秋后开始用凉水洗脸等。

责任护士小王：

李老师的健康指导针对患者进行了个性化订制，其中提到的五音疗法属于我们传统医学里的音乐疗法。《黄帝内经》中记载有"天有五音，人有五脏；天有六律，人有六腑"，证明五音与人体存在关系，构建了中医学中最早的声学医学理论。五音疗法是独特的音乐疗法，是根据中医传统的五音理论，运用角、徵、宫、商、羽5种不同音调的音乐来调治疾病的方法，《黄帝内经》中记载"五脏之象，可以类推，五脏相音，可以意识"，指出了五音和五脏有特定的联系，各脏如有病变，其发声常出现与之相应的音阶，各音阶又会侧重影响与之相应的脏腑，即"宫动脾，商动肺，角动肝，徵动心，羽动肾"。由于患者属于肺肾气虚证，因而我们选择商调和羽调对患者进行治疗。临床运用五音疗法辨证施乐，也充分体现中医护理整体观的思想。

主管护师小唐：

在新型冠状病毒感染疫情时期，中医护理在不断探索中医肺康复的构建，有文献研究显示：可以于申时进行五音疗法、穴位按摩、气息导引呼吸操、穴位排痰、穴位贴敷等中医肺康复。其中在五音疗法中选用《五行音乐盒带》的金部（调理肺经）音乐。该研究将五音疗法与多种中医治疗形式相结合，运用于患者的肺康复并取得了显著的疗效，为我们采用中医疗法开展肺康复提供了新的路径及护理思路。针对我们病区类似谭婆婆这样的肺系疾病的患者，我们也可以参照进行具有中医特色的肺康复锻炼。

四、查房小结

护士长：

今天王老师主持的护理查房不仅有我们老师的参与，实习同学们也认真参与其中，并且勤学好问，积极探索中医护理知识。今天的查房内容除了讲解肺胀的相关知识以外，还为谭婆婆制定了个性化的健康指导，并且对五音疗法、艾灸的补泻手法、中医肺康复护理进行了深度讨论，为同学们及低年资护士起到了答疑解惑的教学作用。五音疗法对肺康复的推动作用也是值得我们在中医护理临床中探索的问题。在护理措施中提到的按时辰给予五音疗法，其实正好契合了我们中医子午流注法的思想。谢谢谭婆婆的配合，打扰您了！

参考文献

[1] 肖卫. 穴位注射配合中药穴位贴敷治疗肺胀的疗效观察 [J]. 当代医学，2021，27（6）：162−164.

[2] 杜怡雯，杨德钱，石立鹏，等. 中医治疗心房颤动研究进展 [J]. 实用中医药杂志，2017，33（3）：339−341.

[3] 王金才，王亚锋，高泉，等. 基于八卦纳甲法与子午流注纳甲法的首开穴及补泻规则解析 [J]. 按摩与康复医学，2020，11（19）：33−35，38.

[4] 贺煜竣，覃思敏，邢博文，等. 基于数据挖掘技术分析古籍中内关临床应用 [J]. 中国中医药信息杂志，2021，28（8）：48−52.

[5] 万秋，罗宵. 中医五音疗法的临床研究概况 [J]. 中国民族民间医药，2021，30（12）：82−85.

[6] 张杰，徐芳，杜渐，等. 中医五音疗法探析 [J]. 长春中医药大学学报，2011，27（5）：702−704.

[7] 谭君花，王蕾，余德海，等. 新型冠状病毒肺炎气阴两虚出院患者的中医肺康复 [J]. 护理学杂志，2021，36（9）：19−21.

[8] 国家中医药管理局药政司. 20 个病种中医护理方案 [M]. 北京：中国中医药出版社，2014.

[9] 徐桂华，张先庚. 中医临床护理学 [M]. 北京：人民卫生出版社，2017.

[10] 张伯礼，吴勉华. 中医内科学 [M]. 北京：中国中医药出版社，2017.

案例六　心　悸

【查房内容】心悸的病情观察及护理。

【查房形式】三级查房。

【查房地点】病房、学习室。

【参加人员】护士长 1 人、主管护师 2 人、护师 6 人、护士 2 人、规培护士 1 人、实习护士 2 人。

一、病例概述

责任护士小李：

各位老师好，今天我们对 10 床肖大爷进行护理查房。现在由我先进行病史汇报。

患者肖大爷，67 岁，因"反复心悸 10 年，复发加重 1 天"入院。自诉 10 年前劳累后觉心慌、心悸，休息后自行缓解。去年因糖尿病在内分泌科住院治疗，诊断为"风湿性心脏病，心律失常"，予以"毛花苷 C"等治疗后好转出院。昨日中午家务劳累后觉心慌、心悸，时有胸闷，自服药后症状未见好转逐来院就诊。既往有风湿性心脏病史 10 年。

入院症见：心慌、心悸，伴胸闷、口干、自汗、四肢乏力，少寐易醒。入科生命体征：体温 36℃，脉搏 76 次/分，呼吸 18 次/分，血压 118/65mmHg，血氧饱和度 98%，空腹血糖 7mmol/L。神志清楚，双侧瞳孔等大、等圆，对光反射存在。双肺无异常。心界不大，心率 76 次/分，心律不齐，心尖部可触及舒张期震颤，二尖瓣膜听诊区可闻及舒张期隆隆样中晚期杂音，局限，不传导。腹部检查未见异常。舌质黯红，苔少，脉细弱而涩促。心电图检查示电轴右偏和右心室肥厚，P 波>12s，伴切迹，提示患者二尖瓣轻度狭窄。X 线检查表现正常。

在治疗上，中医辨证后主要给予稳心颗粒益气养阴，活血化瘀，清心安神，中药熏药、针刺、耳穴压豆、穴位贴敷等调理脏腑。此外给予阿替洛尔、硝苯地平改善心功能。现在哪位老师对肖大爷进行辨证？

二、病例讨论

（一）证候诊断

护士小江：

心悸是患者自觉心中悸动，惊惕不安，甚则不能自主为主要表现的病证。每因情志波动或劳累过度而诱发，常伴胸闷、气短、失眠、健忘、眩晕、耳鸣等症。心悸一般多呈阵发性，根据病情轻重的不同，分为惊悸和怔忡。惊悸病情较轻，怔忡病情较重，可呈持续性。心悸辨证要点包括辨虚实，辨脉象变化，辨病情轻重。

患者为老年男性，久病体虚，此次起病因劳累过度，耗伤心气，心失所养故见心慌、心悸，气虚无以行血，气血瘀滞则致胸闷时作，自汗，四肢乏力。阴虚则阳亢，扰动心神，故见头晕，少寐易醒，舌质黯红，苔少。脉细弱为气阴两虚之象。综上所述，辨为气阴两虚之心悸。

责任护士小李：

现代中医诊疗心悸时突破了传统的范畴。有学者提出中医心悸应当"包括有心悸症状同时有心律失常体征者，或是虽然有心律失常体征但无心悸症状者，以及有心悸症状但无心律失常体征者"。现代医学手段的加入使得中医诊疗心悸不再局限于患者的主诉。

（二）辨证要点

规培护士小王：

李老师，为什么通过看舌质和舌苔可以辅助进行辨证呢？

护师小李：

舌诊是指观察舌质和舌苔的变化以诊察疾病的方法，是中医独特的诊法之一。舌通过经络与五脏相连，人体脏腑、气血、津液的虚实，疾病的深浅轻重变化，都有可能客观地反映于舌象，通过舌诊可以了解脏腑的虚实和病邪的性质、轻重与变化。其中舌质的变化主要反映脏腑的虚实和气血的盛衰，而舌苔的变化主要用来判断感受外邪的深浅、轻重，以及胃气的盛衰。五脏在舌面的分布一般为舌尖属心肺，舌边属肝胆，中部属脾胃，舌根属肾。根据舌的不同部位判断不同的脏腑病变在临床上具有一定的参考价值，但不能机械地看，需与其他症状和体征综合加以考虑。正常舌象为舌体柔软，活动自如，颜色淡红、润泽，舌苔均匀、薄白而干湿适中，常简述为"淡红舌，薄白苔"。

责任护士小李：

通过李老师的讲解，我们理解到小小的舌头可以反映人体五脏病变的情况，特别神奇。平时我们进行舌诊的时候，还应掌握其方法及注意事项：

1. 伸舌姿势：被检者应自然伸舌，舌体放松，舌面要平展，舌尖略向下，尽量张口，充分暴露舌体，不可卷缩，也不能用力太过，否则会引起舌色改变或舌体干湿度变化。

2. 光线：望诊时以在充足的自然光下为好，被检者面向光亮处，使光线直射口内，要避开有色门窗和周围反光较强的有色物体，以免舌苔颜色产生假象。

3. 顺序：应循舌尖、舌中、舌根、舌两边的顺序察看，先看舌质，后看舌苔。

4. 染苔：某些药物、食物可以影响舌象，出现染色假苔。例如，橄榄、乌梅可使舌苔染黑，枇杷、黄连可使舌苔染黄，饮水可使舌苔湿润，进食、漱口影响舌苔厚薄，刺激性食物使舌质变红等。

舌诊的意义在于可以判断正气之盛衰、辨别病位之浅深、判别病邪之性质、推断病势之进退。舌诊在四诊中有重要的地位。

主管护师小唐：

四诊合参，舌脉为重，所以舌诊是中医护士的必修课，舌诊的内容主要包括望舌质和望舌苔，为了方便大家记忆理解，我利用舌诊思维导图（图6-1）的形式给大家进行讲解。

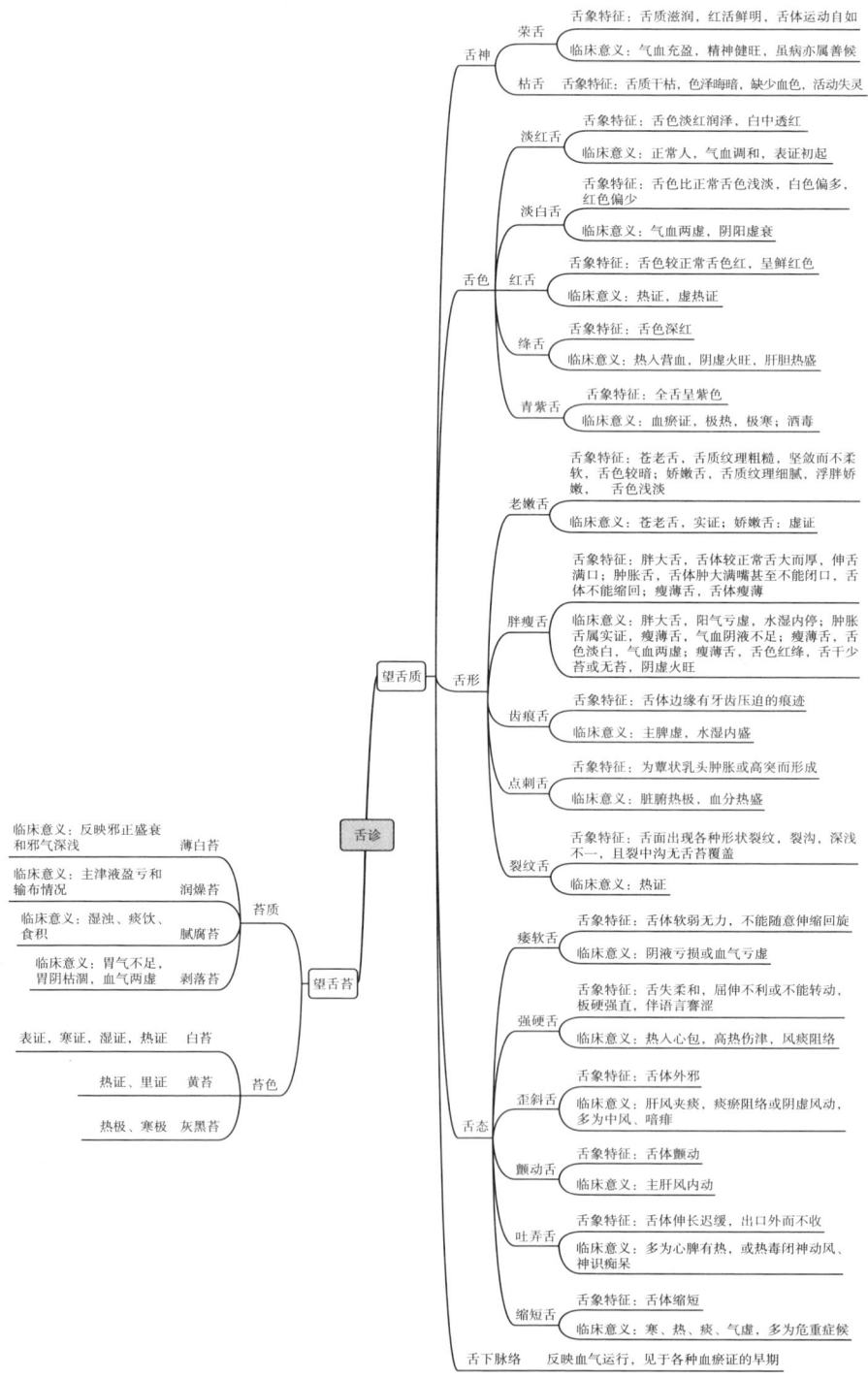

图 6-1 舌诊思维导图

护士长：

中医基础知识存在着内容晦涩难懂，体系的完整性、语言的详明程度不够的特点，导致一般学习者难以很好地理解并掌握其具体内容，缺少框架性的思维。而思维导图却能够改变这一现象，能够让学习者通过思维导图将中医相关知识串联起来，加强记忆，从而加深对知识点的理解。此外，思维导图将看似冗长的信息变成高度系统化的图形，加强学习者对中医知识的整体把握，将一串枯燥无味的知识梳理穿插，将传统的线性思维发散为更加广阔的网状思维。所以在系统较为复杂的知识点学习上，思维导图是值得推荐的学习方式之一。

（三）主要护理问题

责任护士小李：

感谢各位老师对舌诊知识点细致的讲解。针对患者当前病情，存在哪些护理问题呢？

护士小江：

针对肖大爷目前的临床表现，主要护理问题为：

1. 心悸，与气血阴阳亏虚、心失所养或邪扰心神、心神不宁有关。
2. 不寐，与气血不足、不能滋养心神有关。
3. 潜在并发症（厥脱），与阴损及阳、心阳暴脱有关。

三、中医护理分析

（一）症候护理

责任护士小李：

患者时有胸闷，还可以增加相关护理诊断：胸闷，与病程日久、气虚无以行血、气血瘀滞有关。对肖大爷我们可以进行哪些中医症候护理？

护师小周：

针对心悸患者的病情观察，应密切观察心悸的程度，询问患者的自觉感受。观察心悸发作的诱因与情志、饮食、体力活动等的关系。观察心率、心律、血压、脉象等变化，必要时给予心电监护。观察心电图的变化，辨别常见异常心电图图形，为判断病情提供依据。警惕患者出现呼吸不畅、面色苍白、四肢厥冷、血压下降等心阳暴脱的变证，配合做好急救工作。肖大爷诉心悸，我们可以进行穴位按摩，取神门、心俞、肾俞、三阴交、内关等穴；伴汗出者可加合谷穴，每次 10～15 分钟，每日 1～2 次；耳穴压豆，取心、交感、神门、皮质下等穴，每次选取 2～3 穴，每日按压数次，3～5 日更换 1 次；穴位贴敷，取关元、气海、膻中、足三里、太溪、复溜、内关、三阴交等穴，根据病情选择白芥子、细辛等药物制成药饼，每日 1 次，每次保留 30 分钟左右。

责任护士小李：

肖大爷有眠差寐少，在穴位按摩中，还可增加按摩涌泉穴；耳穴压豆治疗中可增加肾等穴位，从而达到养心安神之功效。现在哪位老师来为肖大爷进行护理宣教？

（二）护理宣教

主管护师小陈：

1. 生活起居护理：注意保持病室环境安静，根据气温防寒保暖，以免外邪侵袭诱发或加重心悸。指导患者起居有节，劳逸适度。心悸发作时宜卧床休息，减少探视，逐渐恢复体力活动。保证睡眠质量，养成良好的睡眠习惯，睡前尽量放松身心，可以听轻松舒缓的音乐或用温水泡脚，不宜看刺激性书刊及影视。保持大便通畅，养成规律的排便习惯，大便时切忌过度用力，可协助患者进行腹部按摩，必要时遵医嘱予缓泻剂。持续给予低流量吸氧。

2. 饮食护理：饮食宜低盐、低脂，进食营养丰富而易消化吸收的食物，忌过饱，避免浓茶等刺激性饮品。肖大爷属气阴两虚之心悸，予以宜补气养阴之品，如山药、莲子羹、百合粥等。

3. 情志护理：心悸常因情志刺激诱发，故应注重情志护理，保持心情愉快、精神乐观、情绪稳定。指导患者心理疏导之法，如移情法、音乐法，或通过谈心释放情绪。患者属虚症，音乐疗法可选用《喜洋洋》《步步高》《金水河》《假日的海滩》等。

4. 用药护理：患者服用参柏养心煎膏，注意观察并记录服药后的效果及反应。告知患者用抗心律失常药物治疗时，必须严格掌握剂量和间隔时间，才能得到有效的治疗。说明可能出现的不良反应，当脉搏<60 次/分，应报告医生，及时处理。教会患者自己数脉搏，以利自我监测病情。

5. 康复锻炼：建议选择散步、打太极拳等锻炼方式，以调息、调心、调身。睡前予温水泡脚约 20 分钟；睡前进行头部按摩，循经按摩督脉、心经以养心安神。

（三）疑难点讨论

责任护士小李：

陈老师在措施中提到的参柏养心煎膏，属于我科专治气阴两虚之心悸的中药处方，中医认为心悸病位主要在心，"心藏神，主血脉"，心气血不足，阴阳亏损，则心神失养，神不内守，心神动摇，可悸动不安。以心神失养为据，益气滋阴养血，在调整脏腑气血阴阳的基础上辅以安神定志，以恢复机体阴平阳秘的状态。方中太子参、麦冬甘寒滋润，补益气血；柏子仁、远志、酸枣仁补益心脾、安神益志；两组药味合用，一补气阴不足之本，一治夜寐不安之标，标本并治，心悸可安。五味子敛气生津以防心气耗散。心悸日久，血脉无以充盈，阳气不振，无力鼓动血脉，故佐以丹参、桂枝、炙甘草，取养心血、温心阳、通心脉之功，阴阳调和，则心动悸、脉结代，皆得以平。

通过今天的查房，大家分别对中医理论知识和心悸中医护理常规进行了深入的讨论，谢谢大家的参与，谢谢肖大爷的配合！

四、查房小结

护士长：

通过今天的查房，我们学习了关于心悸的中医护理知识、舌脉合参的重要性，尽管舌、脉是疾病本质的反映，但因为病理变化的复杂性，单凭舌或脉尚不能对疾病本质进行明确的揭示。临床上，舌质的颜色、形态主要反映脏腑气血津液的情况；舌苔的变化，主要与病邪和病证的性质有关。察舌质可以了解脏腑虚实、气血津液的盛衰；观舌苔重在判别病邪的性质、邪正的消长及胃气的存亡，足见，舌脉合参，互为补充，在病证的明确诊断与治疗中必不可少。今天对舌诊的讨论是对之前脉诊学习的呼应，各位老师也从方方面面、形式多样地呈现了舌诊和脉诊的知识点，学习效果是值得肯定的。今天的查房李老师还对所查患者服用的中药进行了成分分析，让大家对专科中药方剂也有了进一步了解。

参考文献

[1] 徐桂华，张先庚. 中医临床护理学［M］. 北京：人民卫生出版社，2017.
[2] 孙秋华. 中医护理学［M］. 北京：人民卫生出版社，2017.
[3] 王河宝，胡芳，徐海贝，等. 舌脉合参在中医辨证论治中的作用意义探

讨［J］. 江西中医药，2021，52（6）：8－10.

［4］李灿动. 中医诊断学［M］. 北京：中国中医药出版社，2016.

［5］关媛媛，郝阳，田春颖，等. 基于CiteSpace的舌诊诊断标准研究的可视化分析［J］. 世界科学技术－中医药现代化，2021，23（1）：263－270.

［6］苏冬冬，张静莎，耿连岐.“舌脉互参”在四诊中的地位与作用［J］. 中医学报，2020，35（2）：260－262.

［7］夏雨墨，高慧，王庆盛，等. 颜色空间在中医望诊客观化研究中的应用进展［J］. 中国中医药信息杂志，2021，28（4）：135－139.

［8］吴成亮，罗向霞，贾琼. 八种中医眼科经典古籍的思维导图设计［J］. 中国中医眼科杂志，2021，31（2）：131－134，151.

［9］王占武，耿晓娟. 心悸中医证治现代研究进展［J］. 天津中医药大学学报，2021，40（4）：539－544.

［10］薛丕良，李丽琦，杜虹韦，等.《伤寒杂病论》对心悸的论述及应用体会［J］. 中国医药导报，2021，18（15）：175－179.

［11］芦波，马玉龙，符德玉，等. 参柏养心煎膏治疗气阴两虚型心悸（室性早搏）的临床观察［J］. 中国中医药科技，2021，28（1）：106－108.

案例七 眩 晕

【查房内容】眩晕的病情观察及护理。

【查房形式】三级查房。

【查房地点】病房、学习室。

【参加人员】护士长1人、主管护师2人、护师6人、护士2人、规培护士1人、实习护士2人。

一、病例概述

责任护士小唐：

各位老师，今天我对一例眩晕患者进行护理查房，眩晕是以自觉头晕眼花、视物旋转动摇为临床特征表现的一类病证。眩为目眩，即视物昏花，模糊不清，或眼前发黑；晕为头晕，即感觉自身或周围景物旋转不定。两者常同时并见，故统称为眩晕。其轻者闭目可止，重者如坐车船，旋转不定，不能站立，或伴有恶心、呕吐、汗出、面色苍白等，严重者可突然扑倒。眩晕是临床常见病证，多见于中老年人，亦可发于青年人。本病可反复发作，妨碍正常工作及生活。严重者可发展为中风或厥证、脱证而危及生命。崔婆婆您好，接下来我们会对您进行护理查房，请您配合，谢谢！现在请我带教的实习同学进行病史汇报。

实习护士小赵：

患者崔婆婆，年龄64岁，中医诊断为眩晕，患者因"反复头晕4⁺年，加重1周"入院。入院前4年患者无明显诱因开始出现头晕，视物旋转，恶心呕吐，伴头痛、心悸，转头及体位改变时加重，无耳鸣，无黑矇，无晕厥，无发热，考虑为"眩晕症"，于当地医院就诊，给予相关治疗后症状好转。此后患者每年夏秋季节发作。入院前1周，患者头晕加重，视物旋转，头晕持续时间较短，闭眼后头晕减轻，后无视物旋转，伴头痛、头胀、恶心、心悸、胸闷，无呕吐，遂入我科继续治疗。患者既往高血压病史 10^+ 年，乙肝大三阳 20^+ 年，子宫切除术后 10^+ 年，阑尾手术后 5^+ 年，甲状腺相关手术后 7^+ 月。

入院症见：头晕重，头胀痛，恶心，心悸，胸闷，转头及体位改变时明显，颈肩僵硬，情绪易激动，食纳较差，二便可，睡眠稍差。入科生命体征：体温 36.2℃，脉搏 79 次/分，呼吸 20 次/分，血压 156/93mmHg，血氧饱和度 96％。中医四诊：神志清楚，精神可，面色潮红，舌红苔黄；语言清晰，语声如常；脉弦细。实验室辅助检查：感染性疾病项目定量提示 HBsAg 313.355IU/ml、HBeAb＞100 PEIU/ml、HBcAb 462.751COI。生化检查示 AST 37U/L。甲状腺功能检测：促甲状腺激素（TSH）7.52mU/L。血脂检测：CHOL 5.37mmol/L。尿干化学：白细胞 2＋。血常规、大便常规未见异常。颅脑＋颈椎 MRI 检查提示：血管源性白质高信号（Fazekas1 级）。颈椎退行性改变；$C_{3\sim4}$ 椎间盘向后轻度突出，硬膜囊受压。颈部血管彩超提示：锁骨下动脉双侧起始段血流速度正常，右侧椎动脉变细，每分钟血流量降低。Dix－Hallpike 试验半规管检查阴性。心电图检查未见明显异常。

治疗上给予硝苯地平、缬沙坦控制血压，倍他司汀控制眩晕，氟桂利嗪改善脑供血，左甲状腺素钠（优甲乐）补充甲状腺激素，乙哌立松缓解肌肉紧张等对症治疗；中医辨证后予中药口服，同时给予烫熨、针刺、灸法、微波等治疗调理脏腑功能。

二、病例讨论

（一）证候诊断

责任护士小唐：

小赵同学汇报病史很完整，特别还通过望闻问切简单汇报了中医查体情况。眩晕辨证要点为辨脏腑，辨标本虚实。哪位老师对崔婆婆进行辨证？

护师小杨：

崔婆婆以头晕、视物旋转为主要表现，辨病当属祖国医学眩晕范畴。患者老年女性，烦躁易怒，肝阳化火，风阳上扰清空，故头晕头痛且胀；阳升则面部潮红，肝火旺则急躁易怒；恼怒太过伤肝，肝失条达，气郁化火伤阴，则头晕、头痛加剧；肝火扰动心神，故少寐多梦；阳亢于上，阴亏于下，则腰膝酸软，头重足轻；结合舌脉，辨证当属肝阳上亢证。

(二) 主要护理问题

责任护士小唐：

杨老师辨证思路清晰，结合崔婆婆的病史，分析患者眩晕的病因病机为情志失调、长期忧郁恼怒太过伤肝，肝失条达，气郁化火，火盛伤阴，肝阴暗耗，风阳升动上扰清窍，发为眩晕。那目前崔婆婆主要存在的护理问题有哪些呢？

护师小李：

针对崔婆婆的病情，目前主要存在护理问题包括：

1. 眩晕，与素体肝阳上亢，或暴怒伤肝有关。
2. 烦躁易怒，与情志刺激、肝阳上亢有关。
3. 头痛，与肝阳上扰头目或瘀血阻络、气血不畅有关。
4. 潜在并发症（跌扑），与头晕目眩而致动作失衡不能自主有关。
5. 潜在并发症（中风），与肝阳上亢、肝风内动有关。

三、中医护理分析

(一) 症候护理

责任护士小唐：

可以看出崔婆婆好发眩晕，与情志失调、肝阳上亢有关。那具体的症候护理有哪些？

护师小邹：

1. 眩晕：当患者眩晕发作时应卧床休息，改变体位时应动作缓慢，防止跌倒，避免深低头、旋转等动作。病室环境宜清静，避免声光刺激。注意观察眩晕发作的次数、持续时间、伴随症状及血压等变化，进行血压监测并做好记录。若出现血压持续上升或伴有眩晕加重、头痛剧烈、呕吐、视物模糊、语言謇涩、肢体麻木或行动不便者，要立即报告医生，并做好抢救准备。可选择神门、肝、脾、肾、降压沟、心、交感等穴位进行耳穴压豆。可选择百会、风池、上星、头维、太阳、印堂等穴进行穴位按摩，每次 20 分钟，每晚睡前 1 次。根据子午流注法进行中药浴足，选择午时浴足，因午时（11：00—13：00）属心经流注时，可补助心经，从而达到平肝潜阳的目的，可以有效缓解肝阳上亢型眩晕病头痛头晕等症状，再配合开天门穴位按摩，更有助于缓解患者头痛的症状，遵医嘱给予穴位贴敷，可选择双足涌泉穴，每日 1 次。

2. 头痛：观察头痛的性质、持续时间、发作次数及伴随症状。进行血压监测并做好记录，血压异常及时报告医生并遵医嘱给予处理。头痛时嘱患者卧床休息，抬高床头，改变体位时如起、坐、下床动作要缓慢，必要时有人扶持。避免劳累、情绪激动、精神紧张、环境嘈杂等不良因素。选择太阳、印堂、风池、百会等穴位进行穴位按摩。选择内分泌、神门、皮质下、交感、降压沟等穴位进行耳穴压豆，隔日更换 1 次，双耳交替。于两侧太阳穴进行穴位贴敷。目赤心烦、头痛者，可用菊花泡水代茶饮。

3. 心悸气短：观察心悸发作是否与情志、进食、体力活动等变化有关。心悸发作时卧床休息，观察患者心率、心律、血压、呼吸、神色、汗出等变化。心悸发作有恐惧感者，应有专人陪伴，并给予心理安慰。必要时遵医嘱给予镇静安神类药物。遵医嘱耳穴压豆，可选择心、交感、神门、枕等穴位。可选择内关、通里，配穴取大陵、心俞、膻中、劳宫、照海等进行穴位按摩。

4. 呕吐痰涎：若患者急性发作呕吐，且呕吐剧烈应暂禁食，呕吐停止后给予流质或半流质易消化饮食。出现恶心、呕吐者及时清理呕吐物，指导患者采取正确体位，以防止发生窒息，可按揉双侧内关、合谷、足三里等穴位，以降血压止吐。呕吐剧烈时，中药宜少量多次频服，并可在服药前口含鲜生姜片，或服少量姜汁。呕吐停止后协助患者用温开水或淡盐水漱口以保持口腔清洁。饮食以细软温热的素食为宜，如生姜枇杷叶粥或生姜陈皮饮，忌食生冷、肥甘甜腻生痰之品。

责任护士小唐：

邹老师针对崔婆婆所存在症候的相关护理措施讲解得很详尽，特别是根据子午流注法进行中药浴足，更能体现中医护理的优势。另外，针对肝阳上亢型眩晕，我们还可以采用穴位注射，注射药物选用复方丹参注射液，选取太冲、风池、足三里、侠溪、太溪、三阴交进行穴位注射，每个穴位注射 0.5ml，1 次/天，以起到清泄肝阳、补益肝肾之功效。有研究显示，于督脉、足太阳膀胱经及高血压经典要穴行刮痧治疗，可以显著降低 24 小时动态血压平均水平。有学者提出，刺络放血行间穴相比口服钙离子通道阻滞剂（CCB）类降压药，更能改善肝阳上亢型高血压患者眩晕、头痛、急躁、口苦、口干、失眠等症状，并具有降低全血黏稠度、血浆黏稠度，抗血小板聚集的作用。耳尖放血对肝阳上亢型高血压亚急症有明显疗效，表现为放血后 5～90 分钟血压进行性下降，各时间段血压水平相比放血前有显著差异。

（二）疑难点讨论

规培护士小王：

老师，穴位注射和我们平时所进行的肌内注射、皮下注射有什么区别吗？

责任护士小唐：

穴位注射疗法，是在经络、腧穴或压痛点、皮下阳性反应点上，适量注射液体药物，以防治各类疾病的方法。很多实验表明，穴位对药物有放大作用。即相同剂量的药物在穴位注射产生的药效，要强于皮下或肌内注射甚至静脉注射；或者达到同样药效时，穴位注射的所用药物剂量更少。从机制上来说，穴位注射药物按常理应当在血液中达到阈值浓度后才能有效，而静脉注射药物无吸收过程，因此静脉注射药效快速且强大。穴位注射后的血药浓度与静脉注射相差很大，但可在短时间内达到和静脉注射同样甚至更强的效果，说明其不同于一般的给药机制和途径。穴位注射药效既具有药物原有药效学特性，又见效快，在药物未吸收或未到有效血药浓度前即产生强大的药效。这种既快速又强大的初始药效与血药浓度无明显关系，也与神经系统的完整性无明显关系，说明穴位注射药效与经络参与有关，从穴位注射药效的特征中探索经络穴位的本质是经络研究的一个新途径。

护士长：

穴位注射存在药物特异性——同穴异药，即同一穴位选用不同的药物，效果是有差异的；另外，穴位注射还存在穴位特异性——同药异穴，意为同样的药物在不用的穴位进行注射，也会产生不同的功效。穴位注射是研究药物归经的一个良好途径。穴位注射有穴位特异性，特定药物都有其药效较佳的穴位，而且药效较佳穴位归属的经络大体与该药某种作用靶器官所归属的经络一致。因而在中医护理工作中，我们要善于发现、优化中医护理操作，最终回归临床，服务临床。

（三）护理宣教

责任护士小唐：

讨论完穴位注射以后，我们再来为崔婆婆制定护理宣教。

护士小叶：

1. 生活起居护理：病室环境宜安静，光线宜柔和。避免强光、噪声，减少探视。眩晕发作时要卧床休息，闭目养神，尽量减少头部的转侧活动，特别是不宜突然猛转头，或突然、剧烈地改变体位，平时避免做旋转动作，防止眩晕加重或昏扑。当眩晕减轻后，可轻度活动，但不宜过度疲劳，保证充足睡眠。严重眩晕者，绝对卧床休息，防止发生意外。眩晕伴发呕吐时宜采取正确体位，以防止发生窒息。患者因经常反复发作眩晕，外出不宜乘坐高速车、船。

2. 饮食护理：饮食宜清淡、易消化、低脂、低盐，少食多餐，可多食蔬菜、水果、豆类食物，如芹菜、山楂、柚子、黄豆等。忌食辛辣、肥腻、生冷、过咸之品，如肥猪肉、凉菜、咸鱼、葱、姜、椒等。崔婆婆属于肝阳上亢型眩晕，宜平肝潜阳之品，平时多食海带、山楂、萝卜、芹菜、豆类、鱼类、瓜果蔬菜等，忌食辛辣、动物内脏及动火生风滞气之品，如辣椒、葱、蒜、公鸡肉、虾、蟹等。

3. 情志护理：患者眩晕的病因病机在于情志失调，因而情绪激动或忧思恼怒都可诱发或加重眩晕。应加强对患者的心理疏导，避免不良情志刺激。可进行辨证选乐，肝阳偏亢者可给予商调音乐，有良好制约愤怒和稳定血压作用，如《江河水》《汉宫秋月》等，将中医五音疗法融入患者的情志护理中去。

4. 用药护理：汤药宜温服，早晚各 1 次，服药时嘱患者少量频服、热服，以防呕吐。眩晕发作前 1 小时服药，有助于减轻症状。服药后宜静卧休息，闭目养神，使药物起效。眩晕伴呕吐严重且服药困难者，可将药液浓缩或采取少量频服的方法。

5. 康复训练：指导患者适当选择降压操、舌操等进行功能锻炼，在眩晕缓解期，可指导患者进行眩晕康复操锻炼。

责任护士小唐：

针对反复入院治疗的慢性病老年患者，应注重提升他们的自我护理能力，自我护理能力是指个体为维护和促进身体健康和身心发展所学得的一种复杂能力，它是形成个体护理行为的能力，包括自我护理技能、自我护理责任感、自我概念和健康知识四个方面。自我护理能力对老年人的健康行为、生活方式、生活质量有重要的影响，在老年人慢性病的预防、治疗及康复中发挥着举足轻重的作用。针对我们今天所查的崔婆婆，在院期间我们应制订护理计划，教会患者正确测量并记录自己的血压；能自行完成降压操、舌操、眩晕康复操等训练，学会调整自我情绪、制怒的方法，如躲避法、转移法、释放法、理智制怒法等。让患者出院后能进行自我护理，减少疾病的复发。今天的护理查房结束，谢谢崔婆婆及各位老师的参与。

四、查房小结

护士长：

今天查房的讨论点很鲜明，围绕着眩晕患者的护理展开了关于穴位注射及提高患者自我护理能力的讨论。护士不仅是治疗的提供者，更是健康行为的促进者和支持者。在护理实践和教育中，护士应重视对老年人的自我护理能力的促进，正确评估老年人自我护理能力及其相关因素，进行有效的健康教育，增强老年人保持健康的能力和信心，促进其开展自我护理，从而达到控制疾病的目的。

附录1

降压操

1. 预备动作：坐在椅子或沙发上，姿势自然端正，双眼正视前方，双臂自然下垂，双手手掌放在大腿上，膝关节屈曲呈90°，双足分开与肩同宽，全身肌肉放松，呼吸均匀。

2. 按揉太阳穴：顺时针按揉一周为1拍，共做32拍。

3. 按摩百会穴：用手掌紧贴百会穴旋转，一周为1拍，共做32拍。

4. 按揉风池穴：用双手拇指按揉双侧风池穴，顺时针旋转，一周为1拍，共做32拍。

5. 摩头清脑：双手五指自然分开，用小鱼际从前额向耳后按摩，从前至后弧线行走，一次为1拍，共做32拍。

6. 擦颈：用左手掌大鱼际擦抹右颈部胸锁乳突肌，再换右手掌擦左颈，一次为1拍，共做32拍。

7. 揉曲池穴：按揉曲池穴，先用右手再换左手，旋转一周为1拍，共做32拍。

8. 揉关宽胸：用大拇指按揉内关穴，先揉左手后揉右手，顺时针方向按揉一周为1拍，共32拍。

9. 引血下行：分别用左右手拇指按揉左右小腿的足三里穴，旋转一周为1拍，共做32拍。

10. 扩胸调气：双手放松下垂，握空拳，屈肘抬至肩高，向后扩胸，放松还原。

附录 2

舌 操

1. 第一节伸舌运动：舌向口外缓慢用力伸出。主要锻炼舌内肌群中的舌垂直肌和部分舌外肌功能。8 拍为 1 套动作，共循环做 4 套。

2. 第二节卷舌运动：舌尖抵上齿龈，沿着硬腭用力向后卷舌。主要锻炼舌内肌群中的舌上纵肌和部分舌外肌功能。8 拍为 1 套动作，共循环做 4 套。

3. 第三节顶腮运动：舌尖用力顶在左腮部，主要锻炼左侧舌内肌群及其舌横肌和颊部各肌群等。复位后同法锻炼右侧各肌群。4 拍为 1 套动作，双侧共循环做 8 套。

4. 第四节咬舌运动：用上、下齿轻咬舌面，一边咬舌一边向外伸，同法缩回口内，咬一下发一声"da"。主要锻炼舌内肌群中的舌垂直肌，部分舌外肌和口轮匝肌等。8 拍为 1 套动作，共循环做 4 套。

5. 第五节弹舌运动：舌尖抵至硬腭后快速在口内上下弹动。主要锻炼舌内肌群中的舌上下纵肌和部分舌外肌。4 拍为 1 套动作，共循环做 8 套。

附录 3

眩晕康复操

姿势：双脚分开与肩同宽，双臂自然下垂，全身放松，双眼平视前方，均匀呼吸，站坐均可。

1. 双掌擦颈：十指交叉贴于后颈部，左右来回摩擦 100 次。

2. 左顾右盼：头先向左后向右转动 30 次，幅度宜大，以自觉酸胀为佳。

3. 前后点头：头先前再后，前俯时颈项尽量前伸长，重复 30 次。

4. 旋臂舒颈：双手置两侧肩部，掌心向下，双臂先由后向前旋转 20～30 次，再由前向后旋转 20～30 次。

5. 颈项争力：双手紧贴大腿两侧，双腿不动，头转向左侧时，上身旋向右侧，头转向右侧时，上身旋向左侧，重复 10 次。

6. 摇头晃脑：头按照左、前、后的顺序旋转 5 次，再反方向旋转 5 次。

7. 头手相抗：双手交叉紧贴后颈部，用力顶头颈，头颈应向后用力，相互抵抗训练 5 次。

8. 翘首望月：头用力左旋并尽量后仰，眼看左上方 5 秒，复原后，再旋向右，看右上方 5 秒。

9. 双手托天：双手上举过头，掌心向上，仰视手背 5 秒。

10. 放眼观景：手收回胸前，右手在外，劳宫穴相叠，虚按膻中，眼看前方 5 秒，收操。

参考文献

[1] 中国卒中学会卒中与眩晕分会，中国医师协会神经内科医师分会眩晕专业委员会. 前庭性偏头痛诊疗多学科专家共识 [J]. 中华内科杂志，2019，58 (2)：102-107.

[2] 张若曈，刘东方. 中医药治疗眩晕研究进展 [J]. 光明中医，2021，36 (6)：1010-1013.

[3] 陈赛赛. 肝阳上亢型高血压病中西医治疗研究进展 [J]. 海南医学，2018，29 (20)：2943-2945.

[4] 曹丽微. 肝阳上亢型眩晕的辨证施护 [J]. 河北中医，2016，38 (4)：628-630.

[5] 宁华. 平肝熄风汤联合穴位注射治疗肝阳上亢型眩晕的临床疗效 [J]. 临床医学研究与实践，2018，3 (33)：130-131.

[6] 钟伟兴，秦庆广，李义凯. 穴位注射疗法的若干问题 [J]. 中国针灸，2021，41 (7)：795-797.

[7] 胡蕴绮，潘菁，万霞，等. 社区老年人自我护理能力与自我效能感的相关性 [J]. 中国老年学杂志，2015，35 (5)：1372-1374.

[8] 徐桂华，张先庚. 中医临床护理学 [M]. 北京：人民卫生出版社，2017.

[9] 孙秋华. 中医护理学 [M]. 北京：人民卫生出版社，2017.

[10] 国家中医药管理局药政司. 13 个病种中医护理方案 [M]. 北京：中国中医药出版社，2013.

[11] 陈佩仪. 中医护理学基础 [M]. 北京：人民卫生出版社，2017.

[12] 郭义，刘阳阳. 穴位注射疗法 [M]. 北京：中国中医药出版社，2013.

案例八　胸　痹

【查房内容】胸痹的病情观察及护理。

【查房形式】三级查房。

【查房地点】病房、学习室。

【参加人员】护士长1人、主管护师2人、护师6人、护士2人、规培护士1人、实习护士2人。

一、病例概述

责任护士小陈：

今天我们对一例胸痹患者进行护理查房，张女士您好，接下来我们会对您进行护理护理查房，需要您配合。

6床患者张女士，年龄46岁，中医诊断为胸痹。患者因"左肋疼痛2$^+$天"入院。患者2天前无明显诱因于夜间睡眠时出现左下肋牵扯样疼痛，深呼吸及活动后加重，直立或站立位减轻，卧位加重。无心前区压榨感，无咳嗽、胸痛、胸闷，无反酸、烧心，无头晕、恶心、呕吐等不适；疼痛无放射。自行服用止痛片2片后上述症状好转，患者未予重视。今晨5点，患者无明显诱因再次出现左下肋牵扯样疼痛，活动后加重，无咳嗽、胸痛、胸闷，无头晕、恶心、呕吐等不适，遂入我院治疗。既往13$^+$年前行剖宫产。

入院症见：左下肋牵扯性疼痛，平卧加重，坐位及站立位减轻。无局部皮疹，无呼吸困难，无心前区压榨感，无心悸。无烧心、反酸，无恶心、呕吐，无放射痛。患病以来，纳眠可，小便正常，大便稀溏，舌黯苔白，脉弦。入科生命体征：体温36.8℃，脉搏56次/分，呼吸19次/分，血压108/80mmHg，血氧饱和度99％。胸部CT示：双肺支气管壁增厚伴间质性改变，双肺散在数枚实性结节，大者位于右肺下叶背段，约1.6cm×1.7cm，浅分叶，可见毛刺，邻近胸膜牵拉，左肺门明显增厚；心包中量积液；双侧胸腔少量积液；双侧胸膜局部增厚。血常规+形态+CRP：淋巴细胞百分比（LYMPH）16.7%，hs-CRP 30.50mg/L。心电图、脑钠肽（BNP）无异常。

治疗上给予洛芬待因缓释片镇痛，中医辨证治予灸法、微波、中药烫熨止痛。现在哪位老师进行辨证？

二、病例讨论

（一）证候诊断

护士小江：

患者以左下肋疼痛为主要临床表现，脉迟。四诊合参属祖国医学胸痹的范畴，胸痹的辨证要点在辨标本虚实，辨病情轻重。中年女性，气血亏虚，气虚无力推动血行，血滞成瘀，不通则痛，辨证当属气滞血瘀证。

（二）辨证要点

责任护士小陈：

江老师对患者的辨证分型简单明了，但在我们日常工作中，容易将胸痹、胃痛、悬饮混淆，我们可以从疼痛部位、时间、症状等对胸痹、胃痛、悬饮进行鉴别。胸痹与胃痛、悬饮的鉴别见表8-1。

表8-1 胸痹与胃痛、悬饮的鉴别

病名	疼痛部位	疼痛持续时间	疼痛性质	兼症	诱发因素
胸痹	膻中或左侧胸膺处	历时短暂，休息或用药后可缓解	闷痛或刺痛，剧痛时痛引肩背	伴心悸、气短、自汗、喘息等	受寒、饱餐、情绪激动、劳累
胃痛	上腹胃脘部	多在进食后或饥饿之时易作，持续时间较长	胀痛、灼痛为主	伴泛酸、嗳气、恶心、呕吐、纳呆、呃逆等	饮食、情志、感受外邪等
悬饮	单侧或两侧胁部	持续不已	胸胁疼痛、胀痛，持续不解	有咳唾、转侧、呼吸时疼痛加重，肋间饱满，并有咳嗽、咳痰	感受外邪、劳累等

胸痹是以胸部闷痛，甚则胸痛彻背、喘息不得卧为主要临床表现的一种病证。轻者偶发短暂轻微的胸部憋闷或隐痛，呼吸不畅，重者胸痛剧烈，或呈压榨样绞痛，严重者心痛彻背，背痛彻心，发展为真心痛。中医认为胸痹形成的

机制是寒凝、气滞、血瘀、痰饮阻痹胸中，终致经脉闭阻，血行不畅。现在哪位老师能介绍一下关于胸痹的其他辨证分型？

护士小叶：

胸痹按照其疾病进展进程有不同的辨证分型：

1. 发作期：①寒凝血瘀证，遇冷则疼痛发作，或闷痛，舌淡黯、苔白腻，脉滑涩。②气滞血瘀证，疼痛剧烈，多与情绪因素有关，舌黯或紫黯、苔白，脉弦滑。

2. 缓解期：①气虚血瘀证，胸闷、胸痛，动则尤甚，休息时减轻，乏力气短，心悸，汗出，舌体胖有齿痕，舌质黯，有瘀斑或瘀点，苔薄白，脉弦或有间歇。②气阴两虚、心血瘀阻证：胸闷隐痛，时作时止，心悸气短，倦怠懒言，面色少华，头晕目眩，遇劳则甚，舌黯红少津，脉细弱或结代。③痰阻血瘀证：胸脘痞闷如窒而痛，或痛引肩背，气短，肢体沉重，形体肥胖，痰多，纳呆，恶心，舌黯苔浊腻，脉弦滑。④气滞血瘀证：胸闷胸痛，时痛时止，窜行左右，疼痛多与情绪因素有关，伴有胁胀，喜叹息，舌黯或紫暗、苔白，脉弦。⑤热毒血瘀证：胸痛发作频繁，口苦口干，口气浊臭，烦热，大便秘结，舌紫黯或黯红，苔黄厚腻，脉弦滑或滑数。

责任护士小陈：

古今证型归类中，胸痹心痛的发生总由心血瘀阻所致，不管哪种证型均伴有不同程度的血瘀证，标实证中，有痰瘀互结、气滞血瘀、寒凝瘀阻等证型；正虚各型均兼见血瘀。现代研究也证实，冠心病的发生发展与血液高凝状态及血小板易聚集有关，冠心病患者多有血液流变学异常，血细胞和血小板电泳时间延长，血液黏稠度增加，流动性差，易凝固，因而改善血液流变对防治冠心病具有重要意义。由此可见胸痹以气虚血瘀、本虚标实为临床重要特征，而胸阳不振、寒邪内闭、气血凝滞为胸痹发病的主要原因。

（三）主要护理问题

责任护士小陈：

目前患者的主要护理问题包括：

1. 舒适度改变。

2. 睡眠形态紊乱。

3. 知识缺乏。

明确了胸痹的病因病机和主要护理问题后，针对张女士所患胸痹，我们可以进行哪些症候护理呢？

三、中医护理分析

(一) 症候护理

护师小李：

1. 胸闷、胸痛：密切观察胸痛的部位、性质、持续时间、诱发因素及伴随症状，遵医嘱监测心率、心律、脉搏、血压等变化。出现异常或胸痛加剧，汗出肢冷时，立即汇报医生。发作时绝对卧床休息，必要时给予吸氧。遵医嘱给予舌下含服麝香保心丸或速效救心丸，必要时舌下含服硝酸甘油，并观察疗效。遵医嘱予以心俞、膈俞、脾俞、肾俞等穴位贴敷，取穴心、神门、交感、内分泌、肾等穴位进行耳穴压豆。遵医嘱给予中药泡洗：常选用当归、红花等活血化瘀药物。中药离子导入治疗：选择手少阴心经、手厥阴心包经、足太阳膀胱经的背俞穴。气虚血瘀者取穴行隔姜灸，选取心俞、膈俞、膻中、气海等穴位，每日交替施灸，也可取穴给予艾条灸，取足三里、内关等穴位。

2. 心悸、气短：观察心率、心律、血压、脉搏，呼吸频率、节律，面唇色泽及有无头晕、黑朦等伴随症状。遵医嘱选取关元、气海、膻中、足三里、太溪、复溜等穴位进行穴位贴敷。选取心、肺、肾、神门、皮质下等穴位，伴失眠者配伍交感、内分泌等穴位进行穴位贴敷。选取神门、心俞、肾俞、三阴交、内关等穴位，伴汗出者加合谷、复溜穴进行穴位贴敷。遵医嘱中药泡洗：选用红花、当归、川芎、薄荷、艾叶等药物，伴失眠者配合按摩涌泉穴。

(二) 疑难点讨论

规培护士小王：

老师，针对患者胸闷、心悸、气短等症候的护理中都提及选取足三里穴进行中医传统技术治疗，可见它在胸痹治疗中是个要穴，那它具体的治疗机制是什么呢？

责任护士小陈：

王老师听得很仔细。足三里是足阳明胃经之合穴，六腑下合穴之一，是调补脾胃最重要的腧穴之一。足三里有"诸虚百损，无病不治"之功，可补泻兼施，标本兼治。因而在中医很多病症的治疗中，都会选择足三里进行中医治疗。在胸痹的针灸治疗中，足三里有无法替代的治疗作用，主要体现在以下三方面：一是为经脉所过，主治所及；二是健脾补气养血脾；三是化痰祛瘀通络。在我们日常治疗中，基于足三里可调补脾胃、益气养血、活血化瘀、利湿化痰以扶助正气、祛邪通痹，临床针灸治疗气阴两虚、气虚血瘀、气虚等多种证型的胸痹时，选穴配伍会全面综合考虑，注重调补脾胃，使用足三里以进一步优化穴位配伍，提高中医治疗胸痹的临床疗效。

李老师在症候护理中提到的中药离子导入治疗，它具体的工作原理是什么呢？和口服用药相比，其治疗优势在哪里？

护师小邹：

中药离子导入疗法的原理是将中药煎成汤剂，汤剂中的中药因分子结构中所带基团不同而带电荷，当通入直流电后，带电荷的药物微粒就会由于同性相斥、异性相吸的原理向异性电极方向移动。在电极与皮肤之间放置以汤剂浸湿的纱布或滤纸，通以直流电时，药物离子或带电胶体微粒会通过皮肤进入人体，同时皮肤角质层两侧会产生电压，一方面该电压能够使角质层 α－螺旋角蛋白多肽分子重新分布而形成新的孔道结构；另一方面由于汗孔、毛囊等孔道的电阻小，有利于电流通过，从而使药物易于透入。在实际应用时，阳离子药物从阴极输入皮肤，阴离子药物由阳极输入皮肤。

主管护师小唐：

中药离子导入采用经皮给药方式，降低了注射带来的风险，不损伤皮肤，不会引起疼痛；消除了口服导致的药物利用度下降问题，也没有药物对胃、肠刺激的弊端，避免了药物通过肝脏的首过效应。中药离子导入使药物直接进入病灶，使局部药物浓度保持较高水平，保证治疗效果。研究表明，浅病灶内的药物浓度可比肌内注射高 20～100 倍。且药物导入后会形成离子堆，其作用时间较口服和注射法显著延长。中药离子导入疗法起效快、时滞小、药效强，其渗透性有时比被动扩散透皮吸收大几十倍甚至上百倍，能够实现大分子量药物的吸收。在中医外治法中将中药、经络穴位与离子导入有机融合，既有穴位刺激作用，又有中药治疗作用，同时也发挥了直流电本身扩张血管、促进局部血液循环等功效，从而达到明显的疏通经脉、祛风散寒、调和气血的效果。查阅文献可知，离子导入法已在内科、骨科、妇科、眼科等领域广泛使用，并获得较好的治疗效果。

责任护士小陈：

在治疗上，我科主要选用当归、丹参、红花、桃仁、钩藤、络石藤、羌活等 7 种药材（浸在白酒中，浸泡 1 个月后使用），中药离子导入配合口服西药，是治疗胸痹患者安全有效的治疗方法。接下来哪位老师来讲解关于张女士的具体护理宣教？

（三）护理宣教

护师小邹：

1. 生活起居护理：保持病室环境安静，急性期注意卧床休息，保证睡眠，持续低流量氧气吸入。若患者胸痛剧烈、心悸、气短、唇紫、手足冷，可能为真心痛之征，需立即给予吸入高流量的氧气，氧流量为 4~6L/min，并及时报告医生，做好抢救准备，同时密切观察血压、脉象、面色、肢温变化，配合抢救，做好记录。气滞血瘀证者，病室宜阳光充足，嘱患者注意防寒保暖，随气候变化调整衣被厚薄，以防寒邪侵袭。

2. 饮食护理：饮食以清淡为原则，素食为主，适当增加含粗纤维的食品，如大麦、燕麦、大豆、山楂、核桃等，宜摄入低脂、低胆固醇、低热量、高维生素、易消化的食物，如新鲜蔬菜水果、瘦肉、鱼类、五谷、植物油等，忌浓茶、咖啡及辛辣刺激、黏滑滋腻之物。饮食应有规律，少食多餐，避免过饱、过饥。张女士属气滞血瘀证，宜食行气活血之品，如山药、山楂、桃仁、木耳、白萝卜等；少食红薯、豆浆等壅滞气机之品。食疗方：陈皮桃仁粥等。

3. 用药护理：汤药一般宜温服，注意服药禁忌，如服用人参、黄芪等补气药时，应禁食萝卜、绿豆等，以免降低药物的作用。胸痹发作时应立即停止活动，舌下含服硝酸甘油或含服速效救心丸，给药后应注意药物起效的时间长短、疼痛缓解的程度，患者有何不适反应，若患者用药后反应较大或 15 分钟后胸痛仍然不缓解，应及时通知医生，采取必要的措施。

4. 情志护理：情志失调可直接影响气血运行，导致心脉痹阻而诱发胸痹心痛，故应注重情志护理。可指导患者多听《梅花三弄》《渔樵对答》和《荷花映月》等乐曲以补益心阳、养心安神，多听《碧涧流泉》《雨后彩虹》和《文王操》等以养阴益气、宁静安神。

5. 康复锻炼：起居有常，发作期休息，缓解期适当锻炼，如快步走、打太极拳等，以不感疲劳为度。

责任护士小陈：

通过我们历次护理查房可知，情志或是导致患者疾病的诱因，或者是治愈疾病的良方，由此可见情志护理在中医护理中有着举足轻重的作用。在中医理论中，很多病证都是七情失调导致的。中医学认为，人有七情变化，即喜、怒、忧、思、悲、恐、惊。七情是人体对外界客观事物和现象所做出的不同情志反应。七情在正常情况下不会致病，但如果情志过极超出常度，就会引起脏腑气血功能紊乱，导致疾病的发生。七情不仅可以引起多种疾病，还对疾病的发展有着重要影响。不同的情志可影响不同的脏腑功能，从而产生不同的疾病。不同的疾病也会有不同的情志改变，并可影响疾病的转归和预后。因此，七情过极往往直接损伤相应的内脏。一般认为，喜伤心，怒伤肝，思伤脾，悲、忧伤肺，恐伤肾。从临床上看，七情致病以心、肝、脾三脏多见，因为心主血而藏神，肝藏血而主疏泄，脾主运化，为气血生化之源。其中心在七情发病中起主导作用，心为五脏六腑之大主，精神之所舍，七情发生之处，故七情太过首先伤及心神，然后影响到其他脏腑，从而引起疾病，正如《灵枢·口问》所说："悲愁忧则心动，心动则五脏六腑皆摇。"因而情志护理应贯穿整个中医护理过程，需要我们用一些中医的方式去调摄患者情志，达到治疗的目的。

今天的查房到此结束，谢谢张女士及各位老师、同学的参与。

四、查房小结

护士长：

胸痹属于心血管系统常见病，今天陈老师分别从病因病机、鉴别诊断、辨证分型、辨证施护等方面进行查房学习。在查房中着重讨论了足三里在中医外治法中的意义，中药离子导入在胸痹治疗中的研究进展，在查房中将中医治疗知识穿插其中，让学习效果更好。其实在每一份病历中，中医症候护理中的中医护理手段有很多知识点是值得我们去挖掘的，我们目前遵循的治疗手法，无论是穴位、时间、用药都有很多值得发展的空间，只有通过不断的知识更新和储备，才能更好地将知识运用于临床、服务于患者。

参考文献

[1] 徐桂华，张先庚. 中医临床护理学［M］. 北京：人民卫生出版社，2017.

[2] 孙秋华. 中医护理学［M］. 北京：人民卫生出版社，2017.

[3] 国家中医药管理局药政司. 13 个病种中医护理方案［M］. 北京：中国中医药出版社，2013.

[4] 陈佩仪. 中医护理学基础［M］. 北京：人民卫生出版社，2017.

[5] 欧阳文. 冠心病中医证型分布特征与冠状动脉病变程度相关性的研究［D］. 武汉：湖北中医药大学，2016.

[6] 胡冬裴. 胸痹古今证型归类研究［J］. 上海中医药大学学报，2004，18（4）：8－10.

[7] 张小蕾，薛艺璇，向丽莉，等．足三里穴治疗胸痹的辨证分型及分析 [J]．中国中医基础医学杂志，2021，27（1）：116－119．

[8] 薄文，张锋利，李平，等．中药离子导入的治疗进展 [J]．中国中医药现代远程教育，2016，14（22）：150－152．

[9] 庞晓晨，成睿珍，赵静，等．中药透皮给药系统研究进展及其新剂型的应用 [J]．中国新药杂志，2019，28（3）：286－291．

[10] 魏莉瑛，刘连幸，武蕾，等．浅谈中药离子导入疗法 [J]．中国中医药现代远程教育，2015，13（17）：134－135．

[11] 罗菲．论七情致病与七情治病 [J]．中国医学人文，2019，5（1）：16－18．

[12] 方跃坤，方腾铎，陶方泽，等．浅谈永嘉医派陈无择七情诊疗学术思想 [J]．新中医，2019，51（8）：310－312．

案例九　不　寐

【查房内容】不寐的病情观察及护理。

【查房形式】三级查房。

【查房地点】病房、学习室。

【参加人员】护士长 1 人、主管护师 2 人、护师 6 人、护士 2 人、规培护士 1 人、实习护士 2 人。

一、病例概述

责任护士小杨：

各位老师好，今天我们对一例不寐患者进行护理查房。马女士您好，今天我们会对您进行护理查房，需要您配合。

不寐又称失眠，是以经常不能获得正常睡眠为特征的一类病证。主要表现为睡眠时间、深度的不足及睡眠不能消除疲劳、恢复体力与精力。轻者入睡困难，或寐而不酣，时寐时醒，或醒后不能再寐，重者彻夜不寐。不寐是临床常见病证之一，虽不属于危重疾病，但常妨碍人们正常生活、工作、学习和健康，并能加重或诱发心悸、胸痹、眩晕、头痛、中风等病证。

现在由我给大家进行病史汇报。患者马女士，年龄 50 岁，因"失眠 5⁺年"入院。患者 5⁺ 年前，因失眠伴情绪低落、精神恍惚，至四川大学华西医院就诊，诊断为"焦虑抑郁状态"，口服抗抑郁药物治疗。患者半年前自行停用抗抑郁药物，至我院门诊就诊，予中药口服后上述症状有所改善，数月前因情绪波动再次诱发失眠，为求进一步系统诊治，由门诊收入我科住院治疗。患者既往健康状态一般。

入院症见：失眠，眠浅易醒，多在凌晨 1：00—2：00 醒来，再次入睡困难，伴头晕，视物模糊，头闷痛，以两侧太阳穴及颈项部为主，时有情绪低落、精神恍惚、悲伤欲哭；时有性情急躁，记忆力减退；时有心悸、手抖；纳可，晨起口苦，无反酸、欲呕，无腹胀腹泻，大便 1~3 次/日，解便不畅，小便正常。舌暗红，苔黄微。生命体征：体温 36℃，脉搏 77 次/分，呼吸 20 次/分，血压 116/75mmHg，血氧饱和度 100％。感染性疾病项目定量检测：HBsAb 16.171mIU/ml、HBcAb 4.972COI。肝肾功、电解质、血常规、尿常规未见明显异常。心电图提示窦性心动过缓，短 PR 间期。中医诊断为不寐。

治疗上给予中药口服、针刺、灸法、中频电流治疗、中药烫熨等调理脏腑功能。现在请哪位老师对马女士进行辨证分型？

二、病例讨论

（一）证候诊断

护师小李：

马女士以失眠为主要临床表现，属于祖国医学不寐的范畴。四诊合参，患者为中年女性，气血不足为本虚，痰热内扰为标实，痰热扰心则失眠，时有性情急躁，痰热客于胃则晨起口苦，"胃不和则卧不安"，痰热上扰，则见头闷痛，舌暗红，苔黄腻，故而辨证为痰热内扰证。

（二）辨证要点

责任护士小杨：

不寐的辨证要点在于：辨虚实，辨病位。其中辨病位主要根据症候表现及舌象等进行。若症见急躁易怒而不寐，苔黄，多为肝火内扰，病在肝；若症见脘闷苔腻而不寐，多为胃腑宿食，痰热内扰，病在胃；若症见心烦、心悸，头晕、健忘而不寐，舌红少苔，多为阴虚火旺，水火不济，病在心、肾；若症见面色少华，肢倦神疲而不寐，舌淡苔薄，多为脾虚不运，心神失养，病在心、脾；若症见心烦不寐，触事易惊，舌淡，多为心胆气虚，病在心、胆。由此可见，我们所查的马女士病位在胃，在治疗上以清热化痰、和中安神为主。现在哪位老师分析一下马女士目前存在的主要护理问题？

三、中医护理分析

（一）主要护理问题

护士小江：

针对患者目前的症状，我主要梳理了以下护理问题：

1. 夜寐不安，与环境影响、卧具不适，心绪不宁，舒适改变有关。
2. 焦虑、烦躁，与不寐日久有关。
3. 头晕、头痛，与睡眠时间不足有关。
4. 心悸，与夜寐不安，心神不宁有关。

（二）症候护理

责任护士小杨：

针对患者目前的症候，我们可以进行哪些症候护理？

护师小陈：

1. 夜寐不安：观察睡眠的状况、失眠时间的起始和终点，是间断性发作还是持续性，以助辨病。穴位贴敷，采用吴茱萸膏敷贴涌泉穴，每晚1次，次日早晨取下，3天为1个疗程。局部按摩，睡前予双手交替按摩涌泉穴（足心）60～100次；用手掌在心窝下做环形按摩腹部20次；用双手拇指和示指相对在耳廓前后由上至下徐徐按摩，至耳垂处再向下拉一下，重复20～50次；按摩头部印堂、推眉棱骨至太阳穴，重复20次。耳穴压豆，取神门、皮质下、交感、心、肾等穴压豆，每天睡前按揉3～5分钟，以患者感酸、麻、胀、痛、热感为度，每3天换1次，双耳交替进行，10天为一个疗程。足浴，每日睡前用温水泡足。双足浸入40℃左右的温水中，浸泡15～20分钟，若水凉中间可加热水1～2次，每日睡前1次。

2. 焦虑、烦躁：穴位按摩，睡前给予患者头部按摩，循经按摩督脉、心经，点按三阴交、百会、安眠等穴。中药足浴，取五味子20g、香附20g、夜交藤30g、郁金30g、百合3g、石菖蒲3g等，用纱布包煎50分钟，待水温下降至40℃左右，用蒸汽足浴盆足浴30分钟，每日1次，每剂重复2～3天。音乐疗法，选择简单的、不带有激烈情绪的音乐，如轻音乐等转移患者的注意，放松心情，促进睡眠。

责任护士小杨：

对于不寐，我们除了可采用艾灸、中药足浴、穴位按摩、穴位贴敷、耳穴压豆等中医护理技术，我们还可以采用杵针疗法。杵针疗法的学术思想源于羲黄古易，其辨证、立法、取穴、布阵多寓有《周易》《阴符》理、气、象、数之意，和祖国医学理论乳水交融，杵针似《灵枢》"九针"中"鍉针"之发展，故杵针疗法应是针灸疗法的一部分。临床中，杵针疗法广泛运用于失眠的治疗，能调整阴阳，较好地改善患者的睡眠质量，缓解焦虑、抑郁情绪，具有调节神志，宁心安神、疏肝理气等功效，常用于心脾两虚型不寐。

具体操作：可先用金刚杵依次点叩百会八阵每一等分的 8 个腧穴共约 5 分钟，再用七曜混元杵或五星三台杵从百会八阵由内向外，再由外向内环形运转 3~5 分钟。用奎星笔分别在神门、内关、申脉、照海上行开阖手法，各 2 分钟，其中神门、内关使用平补平泻法，申脉用开阖泻法，照海用开阖补法。常用杵针见图 8-1。

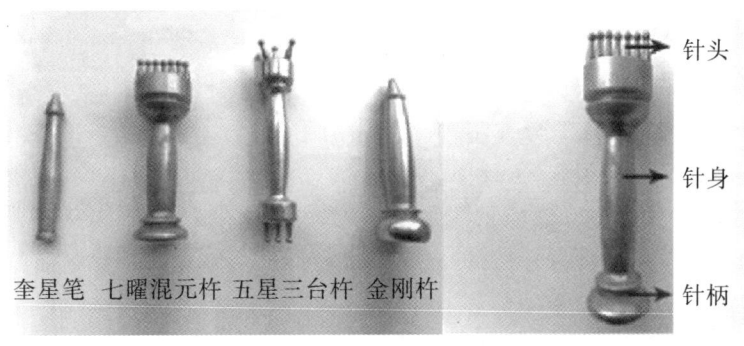

针头
针身
针柄

奎星笔　七曜混元杵　五星三台杵　金刚杵

图 8-1　常用杵针示意图

主管护师小唐：

查阅文献可发现，杵针疗法治疗临床各科疾病适应证广，以腰椎间盘突出症、颈椎病、不寐为代表的优势病种较为集中，并且疗效显著。但杵针具有地域局限性，由于杵针源于四川，用于四川，而未得到其他地区临床足够的重视和推广；杵针操作及选穴缺乏规范性。今后可以从完善不寐所有证型，规范杵针疗法的选穴与操作等方面着手研究和学习，将体现四川中医特色的杵针疗法进行推广。

责任护士小杨：

确实，对于中医特色治疗的探索是个漫长的过程。接下来由哪位老师为马女士进行具体护理宣教？

（三）护理宣教

护士小叶：

1. 生活起居护理：病室宜保持空气清新、安静，光线应柔和稍暗，避免强光刺激和噪声。床铺软硬适度、平整、清洁，枕头高度适宜，放置以舒适为佳，避免颈部悬空引起不适。生活有规律，睡前不宜过分用脑，切忌睡前看书、谈话或集中思考某一问题，少看情节刺激的文章和电视节目，适当地进行体育锻炼，如练习太极拳、散步、练习八段锦等。

2. 饮食护理：饮食以清淡、易消化为原则，可多食调和阴阳气血之品，如百合、莲子、银耳、酸枣仁等，忌烟酒、辛辣和肥甘厚味之品。晚餐不宜过饥或过饱，睡前忌饮浓茶、咖啡等。马女士属于痰热内扰证，食勿过饱，宜常食海带、鲜竹笋等以清热化痰，消化不良时可予山楂丸、果丹皮等帮助消化。

3. 情志护理：重视精神调摄改善睡眠的重要性，尽量让患者怡情悦志，保持心情舒畅，以放松的、顺其自然的心态对待睡眠，避免紧张、兴奋、焦虑、抑郁、惊恐、恼怒等不良刺激，做到喜怒有节。教会患者一些简单的排除杂念、集中精神的办法，如安静坐下，身体放松，全程用鼻腔深呼吸并留意呼吸的感觉，凝视某个点2分钟左右，直到眼睛疲劳，闭上眼睛，使心绪平静后能安然入睡。运用中医五音疗法调理患者情志，消除过度紧张、兴奋焦虑、抑郁、惊恐、愤怒等不良情绪，使其喜怒有节，精神舒畅，以安然入睡，可选择《春江花月夜》《秋湖月夜》《紫竹调》《花好月圆》《喜相逢》等乐曲以通调血脉，促进睡眠。

4. 用药护理：安神汤药宜睡前半小时服用以利于睡眠。如因其他并发症而用麻黄、附子和肉桂等助阳温热药时，则应在上午服用，以免因阳亢而影响睡眠。注意药物的配伍禁忌和不良反应。安神药中有酸枣仁、五味子等酸味药时，要避免同时服用碱性药；西药中苯巴比妥、巴比妥等尽可能不连续服用，以免成瘾。痰热内扰者，汤药宜少量多次服用以防呕吐，或服药时口嚼生姜少许。

5. 健康指导：治疗期间指导患者进行自我调护。睡前热水泡足，或搓揉涌泉穴60~100次促进睡眠。加强饮食的调养，晚餐不宜过饥、过饱，宜进食清淡易消化的食物，如红枣莲子粥、银耳羹等。睡前不饮浓茶、咖啡等兴奋性饮料。告知患者长期服用安眠药的不良反应，减少患者对安眠药的依赖。恢复期指导患者保持良好的睡眠习惯，讲究睡眠卫生，建立规律的作息。指导患者进行适度的体育锻炼，如练习太极拳、八段锦等，每日睡前做放松功或睡前散步，增强体质。

（四）疑难点讨论

患者马女士：

八段锦我早就听说过了，刚刚护士老师说失眠也可以练习，它的作用真的有这么神奇吗？

责任护士小杨：

八段锦为中医学导引按跷中的瑰宝。古人把这套动作比喻为"锦"，意为动作舒展，如锦缎般柔和优美，又因其由八段动作组成，故名为八段锦。它起源于北宋，距今已有800多年的历史，是作用较好的一套健身操。全套动作精练，运动量适度，简单易学，适合各类人群练习，尤其是老年患者和慢性病患者。

1. 八段锦的功能。八段锦可以柔筋健骨、通经活络，具有行气活血、调和阴阳、协调脏腑功能。长期坚持练习可增强体质，防病保健，对人体有较好的养生保健作用。八段锦的每一段都有锻炼的重点，综合起来，则对五官、头颈、躯干、四肢、腰、腹等全身部位都进行了锻炼，同时对相应的内脏及气血、经络都能起到保健调理作用。例如"两手托天理三焦"可吐故纳新，有助于三焦气机，对全身脏腑有调节作用，能消除疲劳、滑利关节（尤其是对上肢和腰背）起到通经脉、调气血、养脏腑的效果。"背后七颠百病消"可疏通背部经脉，调整脏腑功能，有保津益气、补肾强筋骨的作用。"攒拳怒目增气力"可激发经气，加强血运，增强肌力。"两手攀足固肾腰"可增强腰部及下腹部的力量，亦有强体增智、醒脑宁神的作用。中医理论认为，肾为先天之本，肾气旺盛则人精力充沛、思路开阔、动作强劲有力。现代研究也已证实，这套功法能调节神经体液功能和加强血液循环，对腹腔脏器有柔和的按摩作用，对神经系统、心血管系统、消化系统、呼吸系统及运动器官都有良好的调节作用。

2. 动作要领。练习八段锦应精神安定，意守丹田，头似顶悬，闭口，舌抵上腭，双目平视，全身放松，呼吸自然。

八段锦包括八段连贯的动作，具体内容包括：两手托天理三焦，左右开弓似射雕，调理脾胃须单举，五劳七伤往后瞧，摇头摆尾去心火，两手攀足固肾腰，攒拳怒目增力气，背后七颠百病消。现在请王老师带领大家一起练习。八段锦动作示范见图9-1。

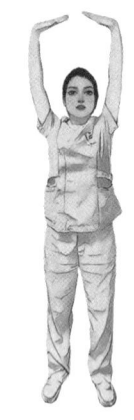 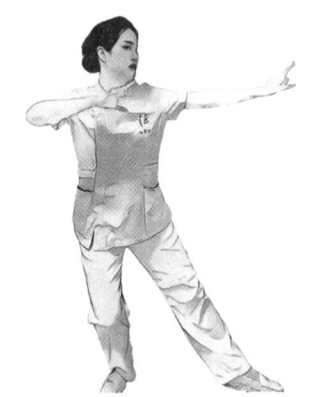 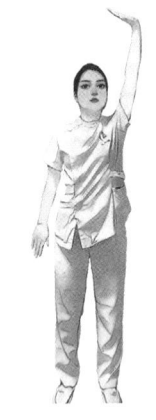

两手托天理三焦　　　　左右开弓似射雕　　　　调理脾胃须单举

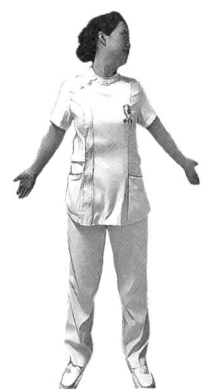 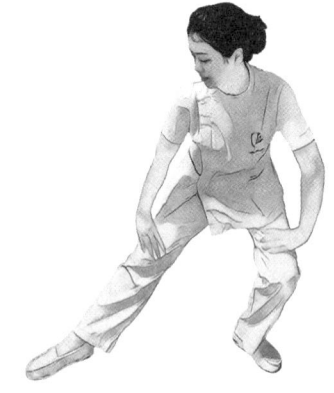

五劳七伤往后瞧　　　　　　摇头摆尾去心火

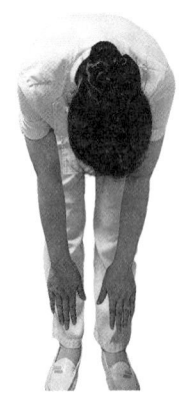 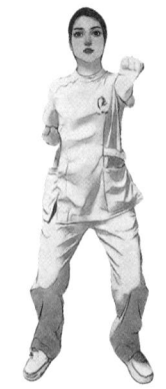 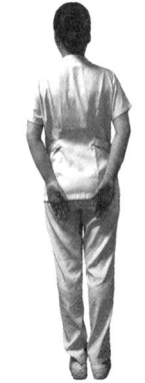

两手攀足固肾腰　　　　攒拳怒目增气力　　　　背后七颠百病消

图 9-1　八段锦动作示范

责任护士小杨：

感谢王老师带领患者和我们一起练习了八段锦，相信通过这样边讲边练的形式，患者对八段锦能做到知行统一。值得注意的是，八段锦干预不寐强调练习者要心神安宁祥和，充满内在的喜悦，从而达到轻松和谐、宽松舒畅的心境。

四、查房小结

护士长：

今天针对不寐的查房效果不错，既有理论知识，还有现场教学。能干预不寐的中医功法还有很多，如易筋经、站桩功、太极桩功等，中医功法干预不寐易学易练，无药物的不良反应，属于纯绿色疗法，值得推广。八段锦等中医功法在社区也很具有优势，在院期间可以指导患者采用八段锦联合穴位按摩进行自我养生保健，即每日晚餐后 1 小时操作 1 遍，每次 13 分钟，每周 5 次，连续 8 周。穴位按摩取涌泉、神门、印堂、安眠、足三里五个穴位，主要采用点按法、揉法。用手指揉按各腧穴，每天按摩分早中晚 3 次，每穴操作 2 分钟，每分钟 160 次。通过上诉简单易行的锻炼方式，达到改善睡眠质量的目的。今天的查房到此结束，谢谢马女士的配合！

参考文献

[1] 徐桂华，张先庚. 中医临床护理学 [M]. 北京：人民卫生出版社，2017.

[2] 孙秋华. 中医护理学 [M]. 北京：人民卫生出版社，2017.

[3] 陈佩仪. 中医护理学基础 [M]. 北京：人民卫生出版社，2017.

[4] 林佳明，姚宝农，吴艳丽，等. 从五脏论治失眠的研究进展 [J]. 中国当代医药，2021，28（20）：39−43.

[5] 黄杨，祝琛，黄立芳. 从"五神"论治不寐的研究进展 [J]. 世界睡眠医学杂志，2021，8（6）：1110−1112.

[6] 吕志华. 中医辨证论治不寐的临床效果 [J]. 中西医结合心血管病电子杂志，2016，4（35）：152−153.

[7] 林金华，徐黎青，刘润秋，等. 杵针治疗失眠的临床研究进展 [J]. 四川中医，2020，38（8）：217−219.

[8] 李泓涛，陈骥，李晶，等. 基于随机对照试验分析杵针疗法优势病种 [J]. 天津中医药大学学报，2021，40（4）：483−490.

[9] 吕明，吕艳明，王义安，等. 中医功法干预不寐研究进展 [J]. 吉林中医药，2018，38 (9)：1114－1116.

[10] 高凤智. 习练八段锦联合穴位按摩疗法对社区中老年失眠患者睡眠质量影响的研究 [D]. 北京：北京中医药大学，2018.

[11] 熊桂华，张展. 八段锦治疗失眠症的研究进展 [J]. 中国医药科学，2016 (5)：37－39，43.

[12] 韦东烈. 八段锦联合认知行为疗法干预老年失眠症的研究 [D]. 北京：北京中医药大学，2019.

[13] 梁清芳. 杵针对老年失眠的临床操作规范化研究 [D]. 成都：成都中医药大学，2013.

案例十　胃　痛

【查房内容】胃痛的病情观察及护理。

【查房形式】三级查房。

【查房地点】病房、学习室。

【参加人员】护士长 1 人、主管护师 2 人、护师 6 人、护士 2 人、规培护士 1 人、实习护士 2 人。

一、病例概述

责任护士小周：

胃痛，亦称胃脘痛，是以上腹胃脘部近心窝处经常性疼痛为主要表现的病证。因胃脘部接近心窝，故历代中医文献中所谓的"心痛""心下痞痛"，多指胃痛。胃痛主要包括急、慢性胃炎，消化性溃疡，胃下垂，胃神经官能症，胃癌等疾病表现为以上腹部疼痛为主症者。该疾病的病机包括胃黏膜受损，脾胃升降失衡，胃气受阻，不通则痛等。

胃痛的急性发作严重影响患者的工作、生活质量和情绪，约占胃肠病门诊就诊人数的 70%，中医外治法有独特的优势可快速缓解患者疼痛，成为中医优势病种。

今天我们对一例胃痛患者进行护理查房，探讨中医护理在胃痛治疗中的运用效果。现在请王老师进行病史汇报。

规培护士王老师：

5 床患者肖大爷，年龄 65 岁，中医诊断胃痛。入院前 10$^+$ 天患者晚餐进食油腻饮食后出现中上腹痛，为隐痛，进食后加重，伴嗳气呃逆，无恶心呕吐，无烧心、腹泻，无腹部转移性疼痛，腹痛拒按，无发热畏寒，患者于当地诊所服药治疗（具体不详），腹痛无明显缓解。半天前患者上腹痛加重，为求进一步诊治，于今日至我科门诊求治。患者平素健康状况良好，4$^+$ 年前于我院诊断为"胃溃疡 A1 期"。

入院症见：中上腹痛，进食后明显，伴恶心呕吐，腹胀嗳气，无反酸，大便少，无呕血、黑便，无发热畏寒，患病以来进食减少，体重无明显改变。舌淡苔白腻，脉弦。生命体征：体温 36.3℃，脉搏 70 次/分，呼吸 20 次/分，血压 159/94mmHg，血氧饱和度 100%。焦虑自评量表（SAS）评分 55 分，提示中度焦虑，抑郁自评量表（SDS）评分 55 分，提示轻度抑郁。血常规+形态+hs-CRP+血清淀粉样蛋白 A（SAA）：中性粒细胞百分比 77.8%。脂肪酶、淀粉酶未见异常。腹部彩超未见明显异常。胃镜检查提示：慢性萎缩性胃炎伴糜烂，胃内黄色素瘤。腹部彩超提示：肝实质不均匀性改变。胃组织病理检查提示：黏膜慢性炎（中度）。

治疗上给予法莫替丁及奥美拉唑抑酸，莫沙必利改善胃肠动力，阿嗪米特改善消化，铝碳酸镁护胃，胃舒颗粒行气止痛，甲氧氯普胺（胃复安）止吐等，匹维溴铵对症止痛，中医辨证予口服中药，同时给予烫熨等治疗调理脏腑功能。

二、病例讨论

（一）证候诊断

责任护士小周：

王老师病史汇报得很详细，接下来由哪位老师根据肖大爷的情况进行中医辨证分型？

护师小李：

该患者为老年患者，病程短，起病急，以中上腹痛为主要表现，伴呕吐。入夜尤甚，患者神志清楚，精神可，舌紫暗，胃脘痛处固定，按之痛甚，食后加剧，恶心呕吐，大便少，进食量减少，纳差，乏力，脉弦。四诊合参，本病属祖国医学胃痛范畴，证属瘀血停滞。老年患者，饮食不节，中焦气滞，气血瘀滞不通，故上腹痛，中焦气滞，胃气不降，则上逆为呕。

（二）辨证要点

责任护士小周：

李老师辨证简单明了，胃痛的辨证要点主要在于以下几方面：辨寒热，主要根据起病原因、痛势、疼痛加重与缓解因素进行辨证；辨虚实，根据起病、疼痛特点、病程、脉象进行辨证；辨在气在血，主要根据病程、疼痛特点、兼症、诱因等进行辨证。

实习护士小余：

周老师提到辨证要点应注意观察患者疼痛情况，但腹部疼痛的病症易混淆，影响疾病判断。

责任护士小周：

小余同学对疾病的鉴别诊断的思考很重要，现在我们将容易混淆的胃痛、真心痛、胁痛、腹痛进行鉴别。胃痛、真心痛、胁痛、腹痛的鉴别见表10-1。

表 10-1　**胃痛、真心痛、胁痛、腹痛的鉴别**

病名	部位	疼痛性质	兼症
胃痛	上腹胃脘部近心窝处	多为胀痛、隐痛	伴纳差、恶心、呕吐、泛酸、嘈杂等
真心痛	膻中及左侧胸膺处，当胸而痛，痛常及心下	剧痛，且痛引肩背，绞急如割，动辄加重	常伴有心悸、短气、汗出、脉结代等
胁痛	胁肋部	多为胀痛、刺痛、窜痛等	常伴目黄、肤黄、胸闷、太息等
腹痛	胃脘以下，耻骨毛际以上	疼痛性质各异	常伴腹胀、泄泻或便秘等

胃痛的辨证分型相对复杂，现在我们再一起来回顾一下关于胃痛的辨证分型。

护士小江：

1. 寒邪客胃。胃痛暴作，甚则拘急作痛，恶寒喜暖，得温痛减，遇寒痛增，口淡不渴，或喜热饮，舌淡，苔薄白，脉弦紧。

2. 饮食停滞。胃脘疼痛，胀满不消，疼痛拒按，嗳腐吞酸，得食更甚，或呕吐不消化食物，其味腐臭，吐后痛减，不思饮食，大便不爽，矢气及便后稍舒，舌苔厚腻，脉滑或实。

3. 肝气犯胃。胃脘胀闷，攻撑作痛，脘痛连胁，遇烦恼郁怒则痛作或痛甚，大便不畅，嗳气、矢气则舒，苔多薄白，脉沉弦。

4. 肝胃郁热。胃脘灼痛，痛势急迫，喜冷恶热，得凉则舒，心烦易怒，泛酸嘈杂，口干口苦，舌红苔黄，脉弦数。

5. 瘀血阻滞。胃脘疼痛，痛有定处，痛如针刺，拒按，食后加剧，入夜尤甚，或见吐血、黑便，舌质紫黯或有瘀斑，脉涩。

6. 胃阴亏虚。胃脘隐隐灼痛，似饥而不欲食，口燥咽干，五心烦热，消瘦乏力，大便干结，舌红少津，脉细数。

7. 脾胃虚寒。胃痛隐隐，绵绵不休，空腹痛甚，得食则缓，喜温喜按，劳累或受凉后疼痛发作或加重，泛吐清水，纳差，神疲乏力，手足不温，大便溏薄，舌淡苔白，脉虚弱或迟缓。

三、中医护理分析

（一）主要护理问题

责任护士小周：

谢谢江老师对胃痛辨证分型知识点的介绍，针对我们今天所查患者，他目前主要存在哪些护理问题呢？

护师小廖：

针对患者目前的情况我主要提出以下几点护理问题：

1. 胃脘疼痛，与邪犯胃腑，胃失和降，不通则痛有关。

2. 恶心、呕吐，与胃失和降，胃气上逆有关。

3. 饮食调养的需要，与饮食不节，损伤脾胃，气血生化乏源有关。

4. 焦虑，与胃痛反复发作迁延不愈有关。

5. 潜在并发症（呕血、便血），与热伤胃络，血不循经或脾气虚弱，气不统血有关。

（二）症候护理

责任护士小周：

针对肖大爷目前的症候，我们可以进行哪些症候护理？

护师小邹：

1. 胃脘疼痛：注意观察疼痛的部位、性质、程度、持续时间、诱发因素及伴随症状。出现疼痛加剧，伴呕吐、寒热，或出现厥脱先兆症状时应立即报告医生，采取应急处理措施。急性发作时宜卧床休息，给予精神安慰。根据证型，指导患者进行饮食调护，忌食辛辣、肥甘、煎炸之品，戒烟酒。注意调摄精神，指导患者采用有效的情志转移方法，如深呼吸、全身肌肉放松、听音乐等。可遵医嘱取中脘、胃俞、足三里、梁丘等进行穴位贴敷。指导患者取中脘、天枢、气海等穴进行按摩。遵医嘱予以耳穴压豆，可选择脾、胃、交感、神门、肝胆、内分泌等穴位。遵医嘱予以艾灸，取中脘、气海、关元、足三里等穴。遵医嘱予胃脘部药熨；选取背俞穴拔火罐；进行电磁波治疗，取中脘、天枢、关元、中极等穴。

2. 胃脘胀满：观察胀满的部位、性质、程度、时间、诱发因素及伴随症状。鼓励患者饭后适当运动，保持大便通畅。根据食滞轻重控制饮食，避免进食过饱。保持心情舒畅，避免郁怒、悲伤等情志刺激。取脾俞、胃俞、肾俞、天枢、神阙、中脘、关元等进行穴位贴敷。取双侧足三里、合谷进行穴位注射。遵医嘱给予艾灸，取神阙、中脘、下脘、建里、天枢等穴。顺时针按摩腹部，每次 15~20 分钟，每日 2~3 次。

3. 嗳气、反酸：观察嗳气、反酸的频率、程度、伴随症状及与饮食的关系。指导患者饭后不宜立即平卧，发作时宜取坐位，可饮用温开水；若空腹时出现，应立即进食以缓解不适。忌生冷饮食，少食甜、酸之品。指导患者慎起居，适寒温，畅情志，避免恼怒、抑郁。遵医嘱取双侧足三里、内关穴位注射。遵医嘱指导患者取足三里、合谷、天突、中脘、内关等穴进行穴位按摩。遵医嘱取肝俞、胃俞、足三里、中脘、神阙等穴进行艾灸。遵医嘱取中脘、内关、足三里、合谷、胃俞、膈俞等穴进行低频脉冲电治疗。

4. 纳呆：观察患者饮食状况、口腔气味、口中感觉、伴随症状及舌质、舌苔的变化，保持口腔清洁。定期测量体重，监测相关营养指标的变化，并做好记录。指导患者少食多餐，宜进高热量、高优质蛋白、高维生素、易消化的饮食，忌肥甘厚味、煎炸之品。取足三里、内关、丰隆、合谷、中脘、阳陵泉等进行穴位按摩。遵医嘱可选择脾、胃、肝、小肠、心、交感等穴位耳穴压豆。

主管护师小唐：

邹老师的症候护理很好地遵循了胃痛的中医护理方案，结合我们的临床工作，我们可以把日常中医护理工作进行优化及流程化。根据证型细化胃脘疼痛、胀满、嗳气、反酸及纳呆等症状的中医膳食，并与膳食营养科建立膳食窗口。优化中医特色治疗技术，每天早晨 7：30—9：00 循环播放《天韵五行音乐》进行五音治疗，利用五种音调的特殊性与五脏产生共振频率，调节胃肠敏感性。每天早晨 7：30—9：00 艾灸治疗，每日 1 次，每次 30 分钟，选神阙、中脘。每天 3 餐后半小时，指导患者练习益胃保健操，按摩合谷、内关、中脘、神阙、双侧天枢、足三里、三阴交等穴，顺时针按摩腹部，按摩力度以感酸麻胀痛为宜，每穴按摩 1~2 分钟。每天晚上 19：00—20：00，给予浴足，每日1次，每次15~20分钟，引阳入阴。每晚20：30，按摩天门、坎宫、太阳穴、百会、风池、承浆、廉泉等穴，按摩力度以感酸麻胀痛为宜，每穴3分钟，三线放松。

责任护士小周：

唐老师为我们的日常中医护理工作提出了一个新的思路，将中医护理方案进行优化，能更好地适应我们的专科发展。针对我们今天所查的患者，有哪些护理宣教？

（三）护理宣教

主管护师小陈：

1. 生活起居护理：病室环境宜清洁、安静、空气流通；如患者胃痛剧烈或伴有出血症状、急腹症，应绝对卧床休息；平常可适当活动，但应注意劳逸结合，保证充足的睡眠；保持口腔、皮肤的清洁卫生；患者属瘀血阻滞证，宜卧床休息，勿令过劳。

2. 饮食护理：饮食以清淡、易消化、富有营养、少食多餐为原则。宜细、软、烂、热、少渣；忌生冷、肥甘、油腻、辛辣、煎炸、香燥、过咸、过酸、硬固食物，忌烟酒、浓茶、咖啡等；注意饮食卫生，避免暴食暴饮。疼痛、呕吐剧烈，或呕血、便血量多时应暂禁食。胃痛发作时宜进清淡而富有营养的流质或半流质饮食，如牛奶、米汤、藕粉、稀粥等；恢复期改为软饭或面食。胃酸过多者，不宜食过酸的食物，如柠檬、食醋、梅子等。

患者属瘀血阻滞证，饮食应适当予行气活血之品，如果茶、山楂等，忌食煎炸、粗糙、硬固之品。

3. 情志护理：稳定患者的情绪，消除各种不良因素刺激，避免精神紧张，可指导患者用转移注意力、做深呼吸等方法，缓解疼痛。对肝气犯胃者，指导患者采用以情制情疗法，疏导情绪，调摄精神，避免恼怒忧思，鼓励患者参加社会及文娱活动，多听轻缓音乐、下棋、读报、登山等，怡情放怀，使气机顺畅。对肝胃郁热者，应避免五志化火引起胃热炽盛而致胃痛。对瘀血阻滞者，患者常因疼痛或出血，出现精神紧张或悲观，应做好情志护理，安慰患者，树立信心。

4. 用药护理：胃药、抑酸药宜饭前服，消导药宜饭后服，慎用肾上腺皮质激素和非甾体抗炎药等。未明原因前，慎用止痛剂，以免掩盖病情及加重对胃黏膜的损害。患者属瘀血阻滞证，中药汤剂宜温服。

责任护士小周：

针对患者目前的情况，我们应为他进行哪些健康宣教？

护士小叶：

指导患者平时注意饮食有节，加强体育锻炼，适当参加健身活动，以增强体质；慎起居，适寒温，防劳倦，畅情志；指导患者和家属了解胃痛的性质，掌握控制疼痛的简单方法，按医嘱按时服药，不能自行加减用药；胃痛期间注意饮食调摄，养成良好的饮食习惯，定时进餐，勿过饥过饱、过冷过热，少食生冷、油腻、辛辣、煎炸之物，并注意饮食卫生；病愈后需坚持合理饮食，查明胃痛原因，积极治疗原发疾病，若疾病反复发作日久，迁延不愈，应定期检查，以防癌变。

（四）疑难点讨论

责任护士小周：

我们还应注意肖大爷的 SAS、SDS 评分均有异常，有轻度的焦虑、抑郁。通过临床研究发现，脾胃病患者常伴有焦虑、抑郁，因而我们还应注意从情志致病探析脾胃病的防治。

实习护士小张：

老师，情志失调是怎样致病的呢？

责任护士小周：

脾胃病不但与外邪侵袭、饮食不节、劳倦内伤、先天禀赋等因素有关，与情志也密不可分。情志不遂可影响多种疾病的发生、发展及转归，被称为情志致病。情志是指人们的情绪活动，是人体对外界客观事物的反应，历代医家将五志和七情概称为情志，泛指所有的情绪活动，七情包括喜、怒、忧、思、悲、恐、惊，五志包括神、魂、魄、意、志。情志具有生理病理的双重含义，正常情况下，人不会因为情志而发病，但若强烈、突然或长期性的情志刺激超过了人体正常的生理承受范围，人不能与之适应时，脏腑气血功能就会发生紊乱，就会致病。

护士长：

脾为后天之本，气机升降之枢纽，为情志活动提供物质基础。脾胃病根本病机是脾胃虚弱，脾胃虚弱则运化水谷精微功能下降，气血津液生化乏源，气机升降失司，气机不畅，水湿不能运化，则见痞满不适，体虚乏力，肢体困重，腹泻、便溏等。脾胃病包含功能性消化不良、慢性胃炎、胃溃疡、十二指肠溃疡、肠易激综合征、溃疡性结肠炎、肝硬化等病，归属于中医学"痞满"

"胃痛""泄泻"等范畴。我们今天所查的肖大爷就属于"胃痛"的范畴。美国心理学家研究认为，胃是最能表现情绪的器官之一。因此，强烈的精神刺激所导致的自主神经功能失调对胃肠的影响尤为明显。当愤怒与恐惧时，迷走神经兴奋，类固醇激素增多，则胃蠕动增强，胃酸和胃蛋白酶分泌过多，使黏液屏障被打破而形成溃疡；当焦虑、忧郁、失望时，交感神经兴奋，则胃黏膜下血管与胃平滑肌痉挛，造成胃黏膜的供血不足，胃黏膜抵抗力下降，引起胃黏膜的慢性炎症。由此可以看出，现代医学的这些观点与中医学的情志变动影响脏腑的功能活动，进而导致胃痛的机制是非常相似的。

责任护士小周：

护士长从中西医两个方面给大家讲解了情志失调与胃痛的关系，由此可见，做好胃痛患者情志护理尤为重要。谢谢各位老师参与今天的查房，谢谢肖大爷的配合。

四、查房小结

护士长：

本次查房给了我们一些工作思路，一是对中医护理方案的优化，可以进一步在我科其他优势病种中进行推广；二是对于中医护理知识的解析不能仅仅局限于中医思维，虽然中西医诊疗体系的起源、结构及理论基础均有不同，但中医整体诊疗观与现代医学模式是统一的，中西医结合才能更好地为患者提供服务。

参考文献

[1] 王倩，王捷虹，沙志惠，等. 优化中医护理方案干预慢性胃炎胃脘痛临床研究 [J]. 现代中医药，2021，41（5）：108－111.

[2] 邵金华，李岩，王垂杰. 从情志致病探析脾胃病的防治 [J]. 中国中医药现代远程教育，2021，19（1）：68－70.

[3] 赵琦，董湘玉. 董湘玉老师运用心身理论从肝脾论治胃脘痛 [J]. 贵州医药，2021，45（2）：279.

[4] 安崇佑，赵奕暄. 中西医学诊疗体系逻辑统一性探讨 [J]. 河北中医，2021，43（4）：680－684.

[5] 徐桂华，张先庚. 中医临床护理学 [M]. 北京：人民卫生出版社，2017.

[6] 孙秋华. 中医护理学 [M]. 北京：人民卫生出版社，2017.

[7] 陈佩仪. 中医护理学基础 [M]. 北京：人民卫生出版社，2017.

[8] 曾冬萍，欧阳琼. 中医特色护理在胃脘痛中的应用价值 [J]. 光明中医，2021，36（9）：1511—1513.

[9] 王素花，崔伟锋. 刘道清教授治疗胃痛经验浅析 [J]. 中医临床研究，2021，13（9）：63—64，97.

[10] 国家中医药管理局药政司. 13 个病种中医护理方案 [M]. 北京：中国中医药出版社，2013.

案例十一　呕　吐

【查房内容】呕吐的病情观察及护理。

【查房形式】三级查房。

【查房地点】病房、学习室。

【参加人员】护士长 1 人、主管护师 2 人、护师 6 人、护士 2 人、规培护士 1 人、实习护士 2 人。

一、病例概述

责任护士小李：

今天我们对一例呕吐病例进行护理查房。呕吐是由胃失和降，胃气上逆，使胃中之物从口中吐出的一种病证，为多种急慢性疾病常见的症状之一。以有声有物谓之"呕"，有物无声谓之"吐"，有声无物谓之"哕"。临床实践中一般统称为呕吐。凡急性胃炎、神经性呕吐、心源性呕吐、食源性呕吐、贲门痉挛、幽门痉挛及梗阻、肠梗阻、肝炎、胰腺炎、胆囊炎、尿毒症、颅脑疾病及部分传染病等，以呕吐为主症时，均属本病证的讨论范围。

现在由我进行病史汇报，8 床张女士，年龄 51 岁，中医诊断为呕吐。患者因"呕吐 1$^+$天"入院。1$^+$天前，患者无明确诱因出现恶心、呕吐，呕吐物为胃内容物，伴有咽部疼痛，在进食后半小时出现，无咳嗽咳痰，伴腹痛腹泻，无头晕头痛，近期体重未见明显改变。为求进一步诊治前来我院就诊。患者平素健康状况良好。

入院症见：呕吐伴腹痛腹胀，纳眠可，二便调，腹柔软，无压痛及反跳痛，舌淡红，舌苔白腻，脉滑。生命体征：体温 36.6℃，脉搏 78 次/分，呼吸 20 次/分，血压 102/67mmHg，血氧饱和度 100%。入院完善相关检查：血常规+形态+CRP+SAA：EO%0.3%、PCT 0.30ng/mL、SAA 15.21mg/L；生化检查提示：乳酸脱氢酶（LDH）320U/L、UA 478.0 μmol/L；尿干化学+

沉渣＋镜检检查提示：酮体（KET）2＋、比重（uSG）1.040、尿蛋白（uPRO）1＋、尿白细胞（LEU）1＋、尿常规上皮细胞（EC）62.7/μL；急查感染性疾病项目定量：HBsAb 20.581mIU/ml。胃镜检查提示：胃多发息肉，出血糜烂性胃炎，慢性非萎缩性胃炎伴胆汁反流。腹部彩超提示：脂肪肝。焦虑自评量表评估、抑郁自评量表评估未见异常。大便常规＋隐血、淀粉酶、脂肪酶、肠镜、碳13呼气试验未见异常。

治疗上给予莫沙必利促进胃动力，艾司奥美拉唑镁肠溶胶囊抑酸护胃，铝碳酸镁中和胃酸；中医辨证予中药口服、耳穴压豆、烫熨、中频电流治疗、针刺、灸法、微波等治疗调理脏腑功能。

现在由哪位老师进行辨证分型？

二、病例讨论

（一）证候诊断

规培护士小王：

该患者为中年女性，起病急，病程短，主要表现为呕吐，四诊合参，属于祖国医学呕吐范畴。中年女性，外感暑湿之邪，侵犯胃腑，胃失和降，水谷随逆气上出，发生呕吐，辨为外邪犯胃证。

（二）辨证要点

责任护士小李：

呕吐的辨证要点在于根据疾病病因、起病、病程、呕吐的量及呕吐物特点、兼症、脉象等辨虚实。同时还应注意辨呕吐物，主要根据呕吐物的气味、性状来辨别病变的寒热虚实、病变脏腑等。如呕吐物酸腐难闻，多为宿食；黄水味苦，多为胆热犯胃；酸水绿水，多因肝气犯胃；痰浊涎沫，多因痰饮中阻；泛吐清水，多属胃中虚寒，或有虫积；干呕嘈杂，或伴口干、似饥而不欲食，多属胃阴不足。

主管护师小陈：

今天我们所查的张女士属呕吐的外邪犯胃证，该病证主要表现为突然呕吐，伴有腹痛腹胀，腹柔软，无压痛及反跳痛，舌淡红，苔白腻，脉滑。现在正处于寒露时令，可判断由外感风寒之邪扰动胃腑，浊气上逆，故突然呕吐，胸脘满闷；外邪束表，营卫失和，则伴恶寒发热，头身疼痛；苔白腻，脉濡

87

缓，皆为湿浊蕴阻中焦之象。在中医治疗上以疏邪解表，和胃降逆为主。常用方药：藿香正气散加减。常用药物为藿香、半夏、紫苏、白芷、厚朴、陈皮、茯苓、白术、大腹皮、桔梗、生姜、大枣、甘草等。

三、中医护理分析

（一）主要护理问题

责任护士小李：

陈老师从辨证论治等方面为我们进行了讲解。目前患者主要的护理问题有哪些？

护士小江：

患者的主要护理问题如下：

1. 恶心、呕吐，与外邪、气滞、食积、脾虚有关。
2. 饮食调养的需要，与呕吐伤阴、生化乏源有关。
3. 潜在并发症（窒息），与呕吐物误吸有关。
4. 潜在并发症（厥脱），与呕吐势急、量多，耗伤津液有关。

（二）症候护理

责任护士小李：

针对患者目前所存在的护理问题，我们可以采取哪些症候护理呢？

护师小周：

1. 呕吐：注意观察和记录呕吐物颜色、气味、性质、量、次数及伴随症状。呕吐剧烈、量多，或呕吐物中带咖啡样物或鲜血时，应及时报告医生，并配合处理。遵医嘱，取中脘、足三里、内关、膈俞、脾俞、胃俞等穴进行穴位贴敷。指导患者取内关、膈俞、胃俞、脾俞等穴进行穴位按摩。遵医嘱取足三里或内关穴进行穴位注射，取穴脾、胃、交感、神门、贲门等穴进行耳穴压豆，药熨（中药封包），取中脘、内关、足三里等穴艾灸。

2. 胃痛：观察疼痛的部位、性质、程度、持续时间、诱发因素及伴随症状。出现疼痛加剧，冷汗、面色苍白时应立即报告医生，采取应急处理措施。急性发作时宜卧床休息，给予精神安慰；伴有呕血或便血时立即报告医生，指导患者暂禁饮食，避免活动及精神紧张。遵医嘱穴位贴敷，取中脘、胃俞、脾俞、足三里、梁丘等穴。指导患者取中脘、胃俞、脾俞、足三里、内关、梁丘等穴进行穴位按摩。遵医嘱，取脾、胃、交感、神门、内分泌等穴耳穴压豆；取中脘、内关、足三里等穴进行艾灸；药熨；取足三里、脾俞、胃俞等穴进行拔火罐治疗；取中脘、天枢、足三里等穴红外线照射，或遵医嘱予荷叶药熨（中药封包）胃脘部配以红外线照射。

3. 脘腹胀满：观察胀满的部位、性质、程度、时间、诱发因素及伴随症状。鼓励患者饭后半小时适当运动，如慢走，以不超过 20 分钟为宜。保持大便通畅。遵医嘱穴位贴敷，取脾俞、胃俞、天枢、中脘等穴。遵医嘱穴位注射，取双侧足三里、合谷穴。遵医嘱艾灸，取中脘、天枢等穴。

（三）疑难点讨论

责任护士小李：

值得注意的是，在治疗过程中，行无痛胃镜检查后，呕吐加剧，针对这一问题，中医护理能从哪些方面进行干预，以缓解患者的症状呢？

护师小杨：

患者进行胃镜检查后可出现呕吐等并发症，这种胃镜后的消化道反应可归属于中医学"呕吐""胃痞"范畴，病位在内，与脾胃密切相关，主要病机是器械损伤脾胃，脾失健运，胃气上逆。在患者呕吐急性发作期口服用药确实不适用，我们可以考虑采用中医外治法进行防治。之前陈老师提到的止吐方剂中的一味药——半夏，就可以运用其中。

半夏止吐方穴位贴敷疗法是通过中药贴敷刺激中脘和神阙等穴位，对止呕恶，降胃气，恶心、呕吐、呃逆等消化道症状有特有的作用和优势。方中姜半夏具有降逆止呕功效，常用于呕吐反胃、胸脘痞闷、梅核气；丁香温中，暖肾、降逆，主治呃逆、呕吐、反胃；柿蒂味苦降泄，专入胃经，善降胃气而止呃逆，为止呃要药，对胃气上逆所致呃逆有确切疗效。中脘属奇经八脉中的任脉，是人体任脉的主要穴位之一，通过该穴位治疗腹胀、腹痛、腹泻、腹鸣、呕吐、便秘等均有显著效果。神阙亦为任脉穴，位于脐中，为经络总枢，经气汇集，胃肠盘曲会聚之所，通过经络上联心肺、中经脾胃、下通肝肾，将药物直接作用于神阙穴对肠胃蠕动和机体修复有明显的促进作用。

主管护师小唐：

除此之外，我们还可以采用中医外治法，在胃镜检查前半小时行双侧内关穴贴敷小半夏汤加味药饼，外加铜盒灸固定于药饼上至检查结束。

小半夏汤加味药饼制作：取吴茱萸、公丁香、半夏各等份，由中药粉碎机加工成药粉，装于密闭容器中备用；将生姜洗净去皮、捣烂取汁，取姜汁、药粉 1∶1 混合搅拌，制成约 2g 的 2cm×2cm 药饼贴。这个方剂中的小半夏汤出自东汉张仲景《金匮要略》，其中半夏具有燥湿化痰、降逆止呕、消痞散结的功效，主治呕吐、反胃等；生姜为治呕圣药，主治呕吐、胀满等，陶弘景论其可"去痰下气，止呕吐"。半夏与生姜配伍成的小半夏汤，相辅相成，为止呕良剂，生姜加强半夏止呕之效，更可制约半夏之毒性。现代医学认为，半夏可抑制呕吐中枢而止吐，生姜能促进消化液分泌，有镇吐、镇静功效。小半夏汤的止呕吐作用主要与抑制呕吐中枢的兴奋性有关，同时还可麻痹周围神经产生直接的止吐作用。另外，还有缓解胃肠平滑肌痉挛，减少分泌，促进胃动力的双向作用。药饼采用小半夏汤加用吴茱萸、公丁香而成。公丁香温中、暖肾、降逆，主治恶心、呕吐、呃逆、反胃，现代药理研究认为丁香可促进胃液分泌，增强消化功能，减轻恶心、呕吐，缓解腹部胀气；吴茱萸下气、止痛、止吐，有研究证实吴茱萸确有显著止呕作用，且止呕作用物质基础主要分布在 50%、70% 乙醇洗脱部位。以上 4 味药物均有较好止呕之功，合用更可加强疗效，已在临床反复证实。内关是手厥阴心包经络穴，为"止呕要穴"，尤其适用于因内脏牵拉所致的恶心、呕吐。吴师机《理瀹骈文》中提到"病在外者贴敷局部，病在内者贴敷要穴"。该方法在药饼穴位贴敷基础上加用艾盒灸。艾灸属性温，助药内透，快速发挥作用，其味芳香，有醒脑安神之力。艾灸采用简便易携带的铜艾盒，此艾盒体积小，易随身携带，无烟无味，控温方便，可防止烫伤。

责任护士小李：

两位老师为我们提供了两种干预胃镜检查后呕吐的方法，通过腧穴刺激、药物渗透和艾灸理化作用的综合效应来缓解恶心、呕吐，提高患者胃镜检查舒适度，减少呕吐的发生。中医外治法具有非侵入性，无痛苦，易被患者接受，且操作、携带简便，价格低廉，安全有效的特点，值得临床应用。接下来我们讨论一下患者的主要护理措施及健康教育。

（四）护理宣教

护师小邹：

1. 生活起居护理：呕吐时患者宜取坐位、半卧位或侧卧位，头偏向一侧，并轻拍其背部，吐毕给予温开水漱口，保持口腔清洁。针对外邪犯胃证患者，病室宜温暖向阳，注意胃脘部保暖，避风寒。

2. 饮食护理：饮食以清淡、易消化，定时定量，少量多餐为原则。呕吐期宜食清淡、细软、温热的素食，如稀粥、面糊，缓解期可增加少油的荤菜，切忌过饱。忌食刺激性食物，如葱、蒜、酒等，以及肥甘、油腻、海腥秽之品。呕吐势暴者暂予禁食，症状好转后，首先给予流质或半流质饮食，逐渐恢复为软饭、普食。进食前可用生姜擦舌或姜汁滴舌，以降逆止呕。针对外邪犯胃者，饮食宜热、宜软，忌食生冷、辛辣之品，食疗方可选藿香粥（《医余录》，藿香 15g，粳米 100g）。

3. 情志护理：加强情志护理，安慰疏导患者，消除其紧张、恐惧情绪，以保持情志调和。采用移情相制疗法，转移其注意力，鼓励家属多陪伴患者，给予患者心理支持。肝气犯胃者，肝阳偏旺，性格多急躁易怒，而使病情加重，故应了解其郁闷恼怒的原因，同时营造轻松和谐气氛，指导患者听轻缓音乐、读书报以调畅情志。

4. 用药护理：中药汤剂要浓煎，少量频服为宜，应避免油质多或有腥臭气味的药物，如桃仁、瓜蒌仁等，可选用刺激性气味小的药物。呕吐频繁时，服药前后可在舌面上滴 2~3 滴姜汁，亦可在药液中加 3~5 滴姜汁。患者属外邪犯胃证，中药汤剂宜热服，少量渐进，若汤剂不受者，配以生姜止呕。

护师小廖：

从生活起居、饮食指导、康复训练为患者提供以下个性化健康教育：

1. 现在患者处于呕吐期间，应适当休息，尽快恢复体力。现处于冬春之季，须防寒保暖，尤其应注意胃脘部的保暖。注意调摄精神，保持心情舒畅，避免情志刺激而诱发呕吐。

2. 饮食宜清淡、富营养、易消化，避免暴饮暴食，饥饱无度，生冷不忌，恣食厚味，忌食生冷、辛辣、香燥之品及腥秽之物。养成良好的饮食习惯，注意饮食卫生。

3. 指导患者学会简便止呕方法，如指压内关、合谷、中脘等穴，生姜片擦舌，咀嚼酱生姜等，以降逆止呕。

4. 注意锻炼身体，如散步、慢跑、练习太极拳、练习气功等，或以手掌自上而下按摩胃脘部，反复按摩 20 次，每日数次，以增强脾胃功能。积极治疗原发疾病。若中年以上反复呕吐者，应认真检查，并及时治疗。

责任护士小李：

邹老师和廖老师提出的护理措施及健康教育比较完善。在脾胃疾病患者的健康教育中应重视"治未病"思想的宣教。中医学认为，脾胃与"治未病"关系密切。在"治未病"思想指导下，对于该类疾病的论治，要时刻注意保护正气，不可过于攻伐，以免更伤正气，加重病情，针对病久者可酌加活血化瘀之品，以防病邪深入血分，以使病邪在卫气分而解。另外，对于胃部受寒患者要时刻注意保暖，春秋换季之时更应注意着装，同时少吃生冷之品，若稍感胃寒之感，可即饮生姜水等温胃之品；对于饮食不节损伤脾胃的患者，先纠正不良的饮食习惯，饮食要定时定量，宜进食清淡、容易消化之食物，避免辛辣刺激、膏粱厚味、生冷等食物。对于情志不畅致病者，要着重调摄情志，方中宜加大疏肝理气解郁之力；对已或未现虚象或瘀象之慢性胃炎患者，可酌加四君子汤以益脾胃之气，或三七、丹参、蒲黄之品以活血化瘀。适度活动亦不可或缺，因而应重视患者出院后的自我防护。谢谢大家参与本次护理查房，感谢张女士的配合。

四、查房小结

护士长：

今天的护理查房对呕吐的防治进行了讨论和学习，特别是针对患者胃镜检查后呕吐加剧的护理难点进行了讨论，并从中医外治法的角度分析问题、解决问题。在今后的护理工作中，我们也应该继续保持这种发现问题、解决问题的学习态度。中医治未病思想是博大精深的，在今后的护理查房中，我们可以更多地将其与日常护理工作结合，更好地打造具有中医特色的优质护理服务。

参考文献

[1] 徐平珍，夏亮，刘海燕. 半夏止吐方穴位贴敷治疗无痛胃镜消化道反应的疗效观察 [J]. 浙江中医杂志，2019 (9)：649.

[2] 朱梅儿，林海燕，王文文，等. 小半夏汤加味隔药灸法防治胃镜检查呕吐反应的临床观察 [J]. 中国中医药科技，2018，25 (3)：417-418.

[3] 梁嘉鸣. 基于属性偏序原理探讨《伤寒杂病论》呕吐证治规律 [D]. 广州：广州中医药大学，2017.

[4] 吴萌，万生芳，王凤仪，等. 中医药治疗急性胃炎研究进展 [J]. 中医临床研究，2015，7 (4)：140-141.

[5] 贾恒. 基于数据挖掘的古今止呕方剂配伍规律研究 [D]. 贵阳：贵阳中医学院，2012.

[6] 徐桂华，张先庚. 中医临床护理学 [M]. 北京：人民卫生出版社，2017.

[7] 孙秋华. 中医护理学 [M]. 北京：人民卫生出版社，2017.

[8] 陈佩仪. 中医护理学基础 [M]. 北京：人民卫生出版社，2017.

[9] 国家中医药管理局药政司. 20个病种中医护理方案 [M]. 北京：中国中

医药出版社，2014.

[10] 刘凤斌，李京伟．"治未病"思想对防治脾胃病变的指导意义 [J]．中华中医药学刊，2011，29（4）：685－687.

案例十二　泄　泻

【查房内容】泄泻的病情观察及护理。

【查房形式】三级查房。

【查房地点】病房、学习室。

【参加人员】护士长1人、主管护师2人、护师6人、护士2人、规培护士1人、实习护士2人。

一、病例概述

责任护士小陈：

今天我们对一例泄泻患者进行护理查房。泄泻是指排便次数增多、粪质稀薄或完谷不化，甚至泻出如水样为主症的病证。古代以大便溏薄而势缓者为泄，大便清稀如水而直下者为泻，现统称为泄泻，涉及各种急、慢性腹泻，如急、慢性胃炎，胃肠功能紊乱，肠结核，结肠过敏等，以泄泻为主症者。现在由我们组的实习护士进行病史汇报。

谢大叔您好，今天我们会对您进行一次护理查房，请您配合。

实习护士小尹：

13床谢大叔，年龄61岁，中医诊断为泄泻，患者因"腹泻6天"入院，入院前6天，患者无明确诱因开始出现腹泻，大便次数增多，粪质稀溏，甚至为水样便，无黑便、鲜血便，无腹痛、呕吐，无发热寒战，无心累、气紧，无咳嗽头痛，患者于当地诊所就诊，给予"头孢菌素、双歧杆菌、蒙脱石散"等对症治疗后，大便次数稍减少，但是仍未明显缓解。现为求进一步系统诊治，以"腹泻"收入我科住院治疗。患者既往患多发性骨髓瘤、嵌合抗原受体T细胞治疗（CAR-T）治疗后、肿瘤性病理性骨折、抑郁综合征。

入院症见：大便次数增多，粪质稀溏，甚至为水样便，伴乏力，食纳稍差，小便量少。近期体重未见明显变化。生命体征：体温36.9℃，脉搏95次/分，呼吸 20 次/分，血压 134/85mmHg，血氧饱和度 98%，腹平坦，无压痛及反跳痛，肝脾未触及，双下肢无水肿。舌淡红，苔薄白，有齿痕，脉弦细。入院后完善相关检查：生化检查提示 AST 85U/L、5'-核苷酸酶（5'-NT）12U/L、LDH 401U/L、估算肾小球滤过率（eGFR）65.4ml/min、β_2-MG 4.03mg/L、钾离子（K^+）3.30mmol/L。感染性疾病项目定量提示 HBsAb 421.296mIU/ml。尿干化学+沉渣+镜检：uGLU 2+、pH 值 5.0。T 淋巴细胞亚群百分数测定提示 $CD3^+$ 百分比 53.6%、$CD3^+CD4^+CD8^-$ 百分比 26.0%、$CD4^+/CD8^+$ 0.96。尿蛋白电泳定量检测未发现 M 蛋白，可见多种蛋白成分，提示混合性蛋白尿。尿游离轻链检测提示尿游离 κ 轻链 415mg/L，尿游离 λ 轻链 106.00mg/L，血清蛋白电泳未发现 M 蛋白。血清免疫固定电泳：阴性。血清游离轻链组合未见明显异常。骨髓检验报告提示粒红两系增生活跃。流式细胞免疫荧光分析提示检测到约 0.43% 的多克隆细胞，免疫表型未见明显异常；骨髓浆细胞计数应以形态学计数为准。

治疗上，先后给予双歧杆菌四联活菌调节肠道菌群，蒙脱石散止泻，帕罗西汀、酒石酸唑吡坦（思诺思）治疗抑郁综合征等对症治疗，中医辨证予以中药口服治疗等。

二、案例讨论

（一）证候诊断

责任护士小陈：

了解患者相关病史情况以后，现在为患者进行中医辨证。

护师小李：

患者以大便次数增多为主要表现，辨病当属祖国医学"泄泻"范畴，患者为老年男性，脾胃内伤，运化失调，水饮内停，水走肠间，清浊不分，发为泄泻，结合舌脉，辨证当属湿热证。主要治法以清热利湿为原则，方药采用葛根芩连汤加减，常用药物为葛根、黄芩、黄连、甘草等。

（二）辨证要点

责任护士小陈：

湿热泄泻主要表现为腹痛泄泻，泻下急迫，或泻而不爽，粪色黄褐，气味臭秽，肛门灼热，或烦热口渴，小便短赤，舌淡红，苔薄白，有齿痕，脉弦细。感受湿热或暑湿之邪，伤及肠胃，传导失常，故发生泄泻；湿性下趋，热性急迫，湿热下注，故腹痛而泻，泻下急迫，此即《素问·至真要大论篇》所谓"暴注下迫，皆属于热"；湿热互结，腑气不畅，则泻而不爽；湿热下注，故粪色黄褐而臭，肛门灼热；烦热口渴，舌质红，苔黄腻，脉滑数或濡数，均为湿热内盛之象。

针对患者目前的情况，他主要存在哪些护理问题呢？

三、中医护理分析

（一）主要护理问题

护士小江：

患者的主要护理问题如下：

1. 泄泻，与脏腑功能失调，大肠传导失司有关。
2. 腹痛、腹胀，与邪气交阻，气机失畅有关。
3. 饮食调养的需要，与泄泻伤阴，生化乏源有关。
4. 活动无耐力，与泄泻日久，伤津耗气，脾胃虚弱有关。
5. 潜在并发症（皮肤完整性受损），与泄泻频繁，肛门灼痛、破损、脱肛有关。
6. 潜在并发症（厥脱），与泄泻量多，津伤阴脱有关。

（二）症候护理

责任护士小陈：

那针对患者目前的情况，我们可以采用哪些症候护理措施？

护师小李：

主要针对泄泻对患者进行护理，查找泄泻发作的原因，密切观察排便情况，如大便的次数、性状、颜色、气味等。观察并记录腹痛的部位、性质、程度、规律、发作及持续时间。同时注意观察体温、心率、呼吸、血压、神志、面色、小便、苔脉及全身情况等。若出现眼窝凹陷，口干舌燥，皮肤干燥，弹性消失，或呼吸深长，烦躁不安，恶心呕吐，汗出肢冷，少尿或无尿，脉微弱等，立即报告医生予以处理。

腹部热敷，或葱熨、盐熨：每次15～30分钟，每日1～2次，15日1个疗程。艾灸：取中脘、足三里、关元、神阙等穴，每次灸10～15分钟，每日1

次，10 日 1 个疗程，或隔姜灸每次 3 壮，每日 1 次，7~14 日为 1 个疗程。捏
脊疗法：沿督脉两侧从龟尾开始由下向上提捏至大椎处为 1 遍，反复捏 3 遍，
至第 3 遍时，用捏 3 提 1 法，即捏 3 下后向后上方向提 1 下，至胃俞、脾俞时
加强刺激力度，每日 1 次，共 7 日为一个疗程。穴位注射：取足三里、天枢、
大肠俞、内关、中脘、止泻穴等，随证注射新斯的明 0.5ml，每日 1 次，5~7
日为 1 个疗程。穴位贴敷：取中脘、神阙、关元、天枢、气海等穴，用脾胃外
敷散（木香 10g、肉桂 10g、吴茱萸 50g 及白胡椒 40g），每日贴敷 1 次，持续
4~6 小时，3 日为 1 个疗程。拔罐：取双侧天枢、下脘、气海、神阙等脐周
穴，随证加穴，每日 1 次，急性泄泻 3 次为 1 个疗程，慢性泄泻 7 次为 1 个
疗程。

责任护士小陈：

针对患者的湿热型泄泻还可以采用三白灌肠方进行保留灌肠治疗。三白灌
肠方中药组方：白花蛇舌草 20g，白及 10g，白头翁 15g，五倍子 10g，土茯苓
12g，虎杖 10g，三七 10g。加减方法（以内镜所示肠黏膜病变为依据）：若肠
黏膜有出血者加云南白药 1g；肠黏膜充血、水肿者加苍术、白术各 15g；肠黏
膜广泛性糜烂、溃疡者白及加至 20g；肠黏膜红白相间或肠管痉挛、狭窄者加
乌梅 15g，丹参 20g。药液温度控制在 35~38℃，接近或稍低于体温，对黏膜
刺激小，可减少不适感。灌肠体位，采取左侧臀高头低位，利于药液流向肛
内；插管深度可随内镜可见黏膜病变位置而调整，使治疗靶向性更准确。

（三）疑难点讨论

主管护师小唐：

中药保留灌肠治疗中的插入深度及灌肠液量都是值得我们探究的问题。保
留灌肠作为治疗结肠炎的重要方法，是一种局部疗法，其疗效与灌肠液是否接
触病变部位及灌肠液保留时间的长短有关，而灌肠液的剂量与保留时间的长短
成反比。保留灌肠时，药液逆行进入结肠常受到位于乙状结肠处结肠括约肌的
影响而不能顺利通过乙状结肠滞留在直肠。采用传统的常规保留灌肠法，灌肠
液易积聚在直肠，产生排便反射而不利于药液的保留，所以传统的常规保留灌
肠法灌肠液一般不超过 200ml，主要用于治疗左半结肠病变。采用左侧卧位臀
部垫高 10cm 后灌肠，灌肠液因为重力作用流向大肠深部，减少了对直肠的刺
激，有利于大剂量灌肠液的顺利灌入；灌入药液后患者转跪式胸膝位抬高臀部
5 分钟，使灌肠液因为重力作用进一步流向大肠深部，但由于有结肠袋的存
在，灌肠液会储留在结肠袋里，因为剂量不同，灌肠液到达结肠的深度也不

同，可用于治疗结肠深处部位（结肠口侧）的病变。保留灌肠时既要保证病变部位有药液分布，又要尽可能延长药液保留的时间。根据不同病变部位选用不同剂量的灌肠液，使药液充分布满病变部位的同时剂量又不至于过多。

以葛根芩连汤加减为基础方为例，药物组成：葛根、火炭母、败酱草各20g，地榆、槐花各15g，黄芩、黄连、甘草各10g。治疗时根据不同病变部位选用不同剂量灌肠液，保留灌肠温度在37℃左右，治疗时间为30天，每晚保留灌肠1次。病变部位局限在直肠者用灌肠液150ml，为药液150ml；病变部位深及乙状结肠或降结肠者用灌肠液200ml，为150ml药液加50ml生理盐水；病变部位深及横结肠者用灌肠液300ml，为150ml药液加150ml生理盐水；病变部位深及升结肠或盲肠者用灌肠液500ml，为150ml药液加350ml生理盐水。

规培护士小王：

为什么在灌肠液里需要添加生理盐水，而不使用其他的溶液呢？

主管护师小唐：

用生理盐水稀释药液，是因为生理盐水在肠道内能被肠黏膜迅速吸收，有利于药液的保留。

责任护士小陈：

通过唐老师的讲解，可以看出在中医传统治疗中，还有许多值得我们深究的问题，哪怕只是一个简单的保留灌肠，我们也可以从操作的插入深度、灌肠液量，甚至药液的温度、配置等进行探讨，以达到更好的治疗效果。接下来我们来讨论患者的主要护理措施。

（四）护理宣教

护师小杨：

1. 生活起居护理：保持病室环境舒适安静，空气清新，便后及时清理并开窗通风，及时更换被污染的衣被，妥善处理排泄物。该患者因泄泻频繁自觉肛门灼痛，嘱患者便后用湿纸巾擦肛，并用温开水清洗肛周后涂抹紫草油。辨证起居：湿热泄泻者，病室宜凉爽干燥。

2. 饮食护理：饮食以清淡、易消化，富有营养，少量多餐为原则。宜温热、细软、少油、少渣的流质或半流质饮食，如稀粥、面条、藕粉等，忌生冷、辛辣、肥甘、甜腻之品。该患者属湿热泄泻者，饮食宜清淡爽口，多予果汁或瓜果煎水饮，如五汁饮、梨汁、荸荠汁、西瓜汁等，夏日盛暑泄泻可用荷叶、藿香、香薷、滑石等煎水服用，还可给予六一散泡水饮，或用芦根、竹叶煎水代茶饮。

3. 情志护理：多与患者交流，关心体贴患者，减轻患者不安情绪，避免不良刺激，鼓励患者表达内心感受，针对性给予心理支持。指导患者掌握排解不良情绪的方法，如谈心释怀、移情易性、音乐疗法等。

4. 用药护理：遵医嘱按时给药，注意服药方法，一般汤药宜温服，服后安卧，观察服药前后大便的量、色、质、气味的变化。泄泻便次和便量较多时，慎防津伤阴脱之变，必要时应按医嘱给予静脉输液。辨证施药：湿热泄泻者，中药汤剂宜凉服，因中药苦寒，宜饭后服用，可予香莲丸5g，以清热利湿。

责任护士小陈：

在辨证施膳中，我们还可以充分运用中医药膳治疗法。今天所查患者属湿热泄泻，病机为运化失常，中医药膳食治疗立足于调养脾胃，对于防治湿热泄泻有独特优势。相关的湿热泄泻药膳食疗方包括粥、汤、菜、主食、糖点、饮料类及其他等剂型，使用最多的膳食剂型为粥方、饮料和汤方。膳食原料以药食同源之品和粮食为主，最常用的膳食原料有粳米、薏苡仁、扁豆、绿豆、冬瓜、茯苓、荷叶、猪肉、山药、赤小豆、鲫鱼。药物的使用上以利湿药、清热药、化湿药、补虚药为主，食材的四气以性平、寒为主，五味以甘为主，佐以辛、苦，归经以脾经、胃经为主。

患者谢大叔：

各位老师，我还想了解下，我今后在生活中应该注意些什么呢？

护师小邹：

1. 今后您在生活中应注意起居有节，顺应四时气候变化，防止外感风寒暑湿之邪；注意腹部保暖，加强体育锻炼，增强脾胃健运功能，所谓"四季脾旺不受邪"；讲究个人卫生，饭前便后要洗手，防止"病从口入"。

2. 您现在处于泄泻期间，应注意饮食调理，宜吃新鲜、清淡、富于营养而易于消化的流质、半流质饮食，如淡盐汤、米粥等，定时定量，少食多餐；忌食生冷、辛辣、肥甘厚味，禁食不洁及腐败食物。注意调畅情志，尤忌怒时进食。

3. 当您处于恢复期时，应注意加强营养，适当休息，以扶助正气，防止复发。

责任护士小陈：

今天查房结束，谢谢大家的参与，感谢谢大叔的配合。

四、查房小结

护士长：

今天护理查房疑难点讨论得比较深入，我们可以将中医的宏观辨证结合微观辨证运用到中医护理操作中，一个简单的护理操作，我们可以从不同的角度出发去探讨更适宜改善患者症状的方式。在查房最后提到的药膳食疗，是我们日常工作的薄弱点，药膳食疗防治湿热泄泻，在药膳的搭配上，以味甘、性平、寒，归脾、胃经的膳食原料为主，功效上以利湿、化湿、清热、补虚助运为主，特别重视利湿药的选择。药膳可根据病证特点和湿热体质的特征调整患者的体质，达到防治疾病的目的；还可以帮助人们在日常生活中树立健康的饮食观，改善人们的健康状态，体现了中医治未病的思想。

参考文献

[1] 才艳茹，李泽，王贺飞，等. 试论《本草纲目》泄泻病证治特点 [J]. 时珍国医国药，2021，32（6）：1495−1496.

[2] 杨鹏. 基于"脾主运化"理论下湿热泄泻的药膳食疗文献研究 [D]. 南昌：江西中医药大学，2020.

[3] 莫丹. 三白灌肠方保留灌肠治疗湿热型泄泻的临床效果 [J]. 临床合理用药杂志，2021，14（26）：102−104.

[4] 彭林，陈金泉，林锡芬. 中医宏观辨证结合微观辨证分部位保留灌肠治疗湿热泄泻型慢性结肠炎 [J]. 现代中西医结合杂志，2005（13）：1740−1741.

[5] 徐桂华，张先庚. 中医临床护理学 [M]. 北京：人民卫生出版社，2017.

[6] 孙秋华. 中医护理学 [M]. 北京：人民卫生出版社，2017.

[7] 陈佩仪. 中医护理学基础 [M]. 北京：人民卫生出版社，2017.

[8] 李琪，孙悦，丁成华，等. 基于湿热型与寒湿型泄泻病证探究舌面与肠道菌群的生物学特征 [J]. 中华中医药杂志，2021，36（7）：3929−3933.

[9] 惠华英. 葛根芩连汤对肠道湿热证泄泻小鼠疗效的微生态学机理研究 [D]. 长沙：湖南中医药大学，2020.

[10] 赵旭，崔应麟，赵君颖，等. 中医灌肠疗法研究进展 [J]. 中国中医基础医学杂志，2015，21（8）：1052−1054.

案例十三　胁　痛

【查房内容】胁痛的病情观察及护理。

【查房形式】三级查房。

【查房地点】病房、学习室。

【参加人员】护士长 1 人、主管护师 2 人、护师 6 人、护士 2 人、规培护士 1 人、实习护士 2 人。

一、病例概述

责任护士小廖：

胁痛是以一侧或两侧胁肋部位疼痛为主要表现的病证，既可单独为病，又常为多种疾病的一个症状。胁指胁肋部，在胸壁两侧，由腋以下至第十二肋骨。胁痛古代又称"胁肋痛""季肋痛"和"胁下痛"。凡现代医学的肝胆疾病，如急慢性肝炎、肝硬化、脂肪肝、肝脓肿、肝癌、肝寄生虫病及急慢性胆囊炎、胆道感染、胆石症、胰腺炎、肋间神经痛等，以胁痛为主要临床表现者，均属本病证的讨论范围。今天我们对一例胁痛患者进行护理查房，先由我给大家进行病史汇报。

18 床患者罗大叔，年龄 62 岁，中医诊断为胁痛。患者因"右侧胁肋及右侧后背部疼痛 1$^+$月"入院。1$^+$月前，患者无明显诱因出现右侧胁肋及右侧后背部疼痛，呈持续性隐痛，疼痛评分 3~4 分，无放射痛，无牵扯痛，伴咳嗽，咳少量白痰，活动后气紧，无胸痛，无咯血，无潮热汗出，无腹痛腹泻，自行服用药物（具体不详）后无缓解，现为求进一步诊治前来我院就诊。既往史：20$^+$年前患甲肝，自述已愈。患乙肝 20$^+$年。手术外伤史：2008 年于外院诊断为肺癌，行肺切除术，术后行 6 周期化疗（具体不详）。输血史：2008 年手术时输血。烟酒史：吸烟 20$^+$年，已戒烟 10$^+$年，饮酒 20$^+$年，现偶有饮酒。

入院症见：患者痛苦面容，右侧胁肋及右侧后背部疼痛，呈持续性隐痛，疼痛评分 3~4 分，偶有咳嗽，活动后气紧，纳眠可，二便调。生命体征：体温 37.3℃，脉搏 109 次/分，呼吸 20 次/分，血压 156/102mmHg，血氧饱和度 100%。腹部外形正常，无胃型、肠型，无腹壁静脉曲张；全腹软，无压痛，无反跳痛；肝浊音界存在，肝上界位于右锁骨中线第 5 肋间隙，移动性浊音阴性，肝区无叩痛，肾区无叩痛；肠鸣音正常，无气过水声，无血管杂音。中医四诊：精神尚可，痛苦貌，舌淡紫，苔薄腻；偶有咳嗽；右侧胁肋及右侧后背部疼痛，呈持续性隐痛，偶有咳嗽，活动后气紧，纳眠可，二便调；脉弦数。入院后完善相关辅助检查。血常规＋hs－CRP＋SAA：淋巴细胞百分比 14.1%、中性粒细胞百分比 76.0%、SAA 11.55mg/L。生化提示白蛋白/球蛋白（A/G）1.26、Clq143.9mg/L、HCO_3^- 332.2mmol/L。感染性疾病项目定量检测：HBsAg 31.517 IU/ml、HBeAb > 100.000NCU/ml、HBcAb 742.140 COI。肺癌标志物筛查提示癌胚抗原（CEA）>100.00ng/ml、前列腺特异性抗原（NSE）24.32ng/ml。心电图检查提示：窦性心动过速，T 波改变。腹部彩超提示：胆囊壁毛糙，肝、胰腺、脾未见确切异常。胸部 CT 提示：左肺内软组织密度影充填并左侧胸膜增厚钙化，考虑肿瘤性病变；右肺中叶占位并右侧壁胸膜及膈胸膜多发结节样增厚。

治疗上给予吸氧，沙丁胺醇联合布地奈德雾化解痉，先后予洛芬待因缓释片、曲马多缓释片、吗啡缓释片镇痛等对症治疗。中医辨证予以中医针灸、烫熨（胁肋部）、耳穴压豆（双耳交替：心、胃、肺、肝、神门）、中频电流治疗（右侧后背部）等调节脏腑功能、止痛。

了解了罗大叔的病史以后，哪位老师来跟我们介绍胁痛的辨证呢？

二、案例讨论

（一）症候诊断

护师小陈：

胁痛的辨证要点在于辨在气在血，辨症候虚实，辨外感内伤。该患者为老年男性，起病隐匿，病程较长，病情反复，主要表现为右侧胁肋及后背部持续性隐痛，舌淡红稍紫，苔薄腻，脉弦细。四诊合参，属于祖国医学胁痛的范畴。结合舌脉，辨证为气虚湿阻血瘀证。老年男性，既往有肿瘤切除史，素体气虚，不能行血，故血瘀，脾胃虚弱，不能运化，湿邪内蕴，湿阻、血瘀均导致气机不畅，不通则痛。在治疗上主要采取祛湿通络的治法。

（二）辨证要点

责任护士小廖：

陈老师分析得比较完善，这里我想重点强调一下关于胁痛气滞与血瘀的辨别。胁痛气滞与血瘀的辨别见表 13-1。

表 13-1　胁痛气滞与血瘀的辨别

证型	疼痛性质	疼痛部位	疼痛时间	加重因素	病程
气滞	胀痛	游走不定，痛无定处	时轻时重	每因情绪变化而增减	多见于病之初起
血瘀	刺痛	固定不移	持续不已	入夜尤甚	多见于病程日久

通过以上对比，我们就能明确地判断患者胁痛属血瘀证。目前患者主要的护理问题有哪些呢？

三、中医护理分析

（一）主要护理问题

规培护士小王：

患者的主要护理问题如下：

1. 胁痛，与气滞、湿热、血瘀及肝阴不足有关。
2. 潜在并发症（黄疸、积聚、臌胀），与久病迁延不愈有关。

责任护士小廖：

该患者为肺癌患者，自觉活动后气紧，因而他还存在胸闷气促的护理问题，这主要与邪气壅肺，肺失宣降有关。那么针对患者目前的症状，我们可以进行哪些症候护理？

（二）症候护理

护士小叶：

症候护理主要针对患者的胁痛展开。胁痛患者观察胁痛的部位、性质、程度、持续时间、诱因，舌苔、脉象及伴随症状等，以辨别胁痛的证候。观察患者体温、肤色等变化，注意有无合并黄疸及黄疸的进退情况。若见高热寒战、上腹剧痛、腹肌紧张、板状腹、呕吐、便秘等，提示可能有胆囊、胆道急性化脓、穿孔等并发症，应立即汇报医生，做好抢救或手术前准备工作。

按摩：指导患者进行自我按摩，每天早晚在两侧胁肋部自上而下按摩 1 次，每次 10 分钟。

耳穴压豆：取肝、胆、神门穴，用王不留行籽贴压，每次 3~5 分钟。

穴位注射：用 10% 葡萄糖注射液 10ml 加维生素 B_1，或维生素 B_{12}，注射液 1ml，每穴注入 0.5~1.0ml，隔日 1 次，患者属于虚证还可选用肝俞、肾俞、期门、三阴交等穴行穴位注射，以补益肝肾。

拔罐：采用背俞穴走罐法，选择合适的火罐，用闪火法将罐拔于患者大椎穴处，然后自上而下，由内向外沿两侧背俞穴循环走罐，直到背部皮肤潮红并出现明显的瘀血为止。

穴位贴敷：可用理气、活血、止痛的膏药，选章门、期门、肝俞、脾俞、足三里等穴，行穴位贴敷。

（三）疑难点讨论

实习护士小张：

老师，在症候护理中提到的闪罐作为拔罐法中的一种，它具体是怎样操作的？

责任护士小廖：

拔罐法也称吸筒疗法，古称角法，是一种以罐为工具，利用燃烧、抽吸、蒸汽等方法，造成罐内负压，使罐吸附于腧穴或体表的一定部位，使局部皮肤充血甚至瘀血，以调整机体功能，防治疾病的方法。今天我们介绍中医护理常用的三种拔罐方法，分别为留罐法、走罐法、闪罐法。其中留罐法又称坐罐法，是临床最常用的一种拔罐方法，一般疾病皆可运用。哪位老师来为我们复习一下相关知识？

实习护士小张：

留罐法是将罐具吸拔在皮肤上留置 10~15 分钟，然后将罐起下。中医学认为该疗法具有通经活络、行气活血、消肿止痛、祛风散寒、拔毒泻热等作用。拔罐能拉长肌肉，增加局部血流量，提高机体痛阈、耐痛阈，从而使肌肉得到放松，疲劳得到缓解，起到类似推拿的作用；同时，罐的吸附力和火罐对局部皮肤的温热刺激，能使血管扩张，促进局部血液循环，加快新陈代谢，使体内的废物、毒素加速排出，改善局部组织的营养状态。

护士小江：

走罐法又名推罐法，即先在拟操作部位涂上凡士林等润滑剂，再用上述方法将罐吸住，然后操作者手握罐体，均匀用力，将罐沿着一定路线在体表往返推动，直至走罐部位皮肤红润、充血甚至出现瘀血时，将罐起下。有学者认为，走罐是对传统罐法的发展，走罐集拔罐、刮痧、艾灸、推拿的疗效于一体，临床应用非常广泛。走罐法根据不同的手法与走罐方案可达到温灸、拔罐、刮痧、按摩和药物疗法的功效。可以起到通卫、通营和营卫双通的效果，"通卫法"临床多用于外感风寒湿邪引起的表证、痹证等；"通营法"临床多应用于慢性软组织损伤及具有经络不通、营血瘀滞病机的病证；"营卫双通法"可以通营卫，临床可应用于多种急慢性软组织损伤性疾病，这样就大大地扩大了走罐法的治病范围。

责任护士小廖：

现在由我来给大家讲解胁痛中医症候护理中提到的闪罐法。闪罐法是将罐吸拔于所选部位后立即取下，再迅速吸拔、取下，如此反复，直至皮肤潮红。闪罐法具体机制为在治疗过程中产生机械刺激（由负压及摩擦生成），然后经过血管感受器、皮肤传达到中枢神经系统，以达到调节神经节段脏腑兴奋平衡的目的，使脉道通，阴阳平，虚实调，血气行。闪罐法多用于虚寒证，或肌肉萎缩，或需重点刺激的穴位。其不留罐痕，操作灵活，患者感觉舒适，因此患者接受度好。今天我们查房患者为胁痛患者，治疗部位位于胸部以下肋间位置，该处皮下脂肪少，采用闪罐法更能达到疗效。闪罐法的操作关键点是让吸附力适中，一般在同等火力和罐大小的前提条件下闪罐法吸拔力是留罐法的$1/4 \sim 1/3$，这样操作不至于出现吸拔太牢而单手拔取不掉或吸拔不上的现象。闪罐法是一种连续多次快速操作方法，对操作要求高，操作时要做到迅速、准确、手法轻巧。闪罐时要求罐在吸拔上后立即取下，取罐时右手拇指向上用力掰罐体而其余四指同时向下用力按压罐（使火罐口有沿顺时针方向旋转的趋势），同时手掌用力向内上方拉火罐，使罐口在向内上方移动的同时取下火罐。

在临床工作中，我们应根据患者的病症及治疗部位灵活选用拔罐法，以起到理想的治疗效果。现在我们根据患者的护理问题，制定相应的护理措施及健康教育。

（四）护理宣教

护师小李：

1. 生活起居护理：以病室环境宜安静幽雅，清洁舒适，恶寒发热者及时增减衣被。"卧则血归于肝"，患者要注意卧床休息，可适当活动，以不疲劳为度，如散步、打太极拳等，做到动静适宜，使气血流通。休息时注意采取舒适的体位，以偏向患侧卧位为宜。变动体位要缓慢，避免体位突然改变而加重疼痛。起居有常，活动中不要用力过猛，避免碰撞伤及胁肋。

2. 饮食护理：饮食宜清淡、易消化，定时定量，宜食用水果、蔬菜、瘦肉及豆制品等清淡富有营养的食物，忌食肥甘、辛辣、生冷之品，如动物内脏、肥肉等，忌饮酒。辨证施食：患者为瘀血停着者，饮食不宜过冷，可食用藕汁、梨汁，或当归、牡丹花水煎服。

3. 用药护理：胁痛时可给服木香粉、郁金粉、延胡索粉各 5g，用温水调服，以理气止痛；或用芒硝 30g，布包后敷于胁肋部，以助止痛。辨证施药：瘀血停着、肝阴不足者，汤药宜饭前温服。

4. 情志护理：告知患者胁痛随情志变化而增减，做好疏导解释工作，指导患者保持心情舒畅，避免过怒、过悲及过度紧张等不良情绪刺激，可根据患者的兴趣爱好、文化素养，选择适宜的乐曲欣赏，以分散注意力，或指导患者采用放松术，如缓慢地深呼吸、全身肌肉放松等。

护师小陈：

在健康教育中应指导患者注意保持乐观心态，戒烦躁，禁忧郁。饮食有节，少食辛辣、荤腥、油腻之品，禁饮酒。起居有常，避免过于劳倦。注意个人卫生，防止外邪入侵。劳动中不可用力过猛，避免碰撞，伤及胁肋。

主管护师小陈：

除了上述护理措施，还可以增加对患者的康复训练，患者胁痛，我们可以指导患者练习导引术，根据《诸病源候论》导引系列之"胁痛候"导引法进行康复训练，改善患者的疼痛及机体功能。此导引法认为，邪气如果存在于足少阳经络，就会让人胸胁疼痛、咳嗽、出汗。阴寒之气侵袭了肝经，留在经脉之中，则气血凝滞，经脉挛急，引动胸胁及小腹疼痛。此导引法练习时取侧卧，手臂向头部方向向上举伸直，吸气，同时两手臂向上、两腿向下用力伸开。用鼻吸气，吸满后缓缓用口吐气，同时上下肢放松，一呼一吸为 1 次，共重复 7 次。此法可调理胁肋部的疼痛，练习可不拘时候，练习次数以症状消除为度。此导引法实际练习时，可采取坐位或立位，两手在脑后交握，然后吸气，同时伸腰，两手向左右两边用力互争，两肘在侧面也尽力上提，至极致后，呼气放松，为1次。此式采用呼吸配合牵拉胁肋部经络的方式疏通气血，长久练习可强健身体，使呼吸变长，提升肺活量。

责任护士小廖：

大家对中医导引术或许有点陌生，其实"导引"一词首现于《庄子·刻意》篇之中："吹嘘呼吸，吐故纳新，熊经鸟伸，为寿而已矣；此导引之士、养形之人，彭祖寿考者之所好也。"所谓"导"，就是呼出体内浊气，吸入清气，即吐故纳新；而"引"就是躯体运动。"导引"即利用呼吸吐纳之法，将体内气机变得平和顺调，再配合以主动的肢体俯仰屈伸运动，使机体更柔软坚韧。从长沙马王堆出土的《导引图》可以看到，至少有4幅图与八段锦中的"调理脾胃须单举""两手攀足固腰肾""左右形似射雕""背后七颠百病消"相似。可见祖国医学的博大精深，我们应该将这些瑰宝与中医临床护理结合起立，通过康复训练等形式，在临床推广中医养生功法。

护士长：

中医导引术博大精深，具有疏通经脉、行气活血、培护元气、扶正祛邪、疏通经络及调理阴阳的作用。它主要涵盖了五禽戏、八段锦、二十四气坐功导引法、养生导引法、六字诀、易筋经等。通过主动的肢体运动，配合呼吸吐纳及意念的综合作用，可以达到防病治病、养生保健的目的。我科以老年患者居多，而中医导引术的养生价值在于延年祛病、增强体质，其效果在老年群体中尤为显著。相关研究表明，导引术训练对老年人的呼吸系统、神经系统、运动系统、心血管系统都具有积极的作用，因而我们在工作中应具有创新思维，将中医导引术融入护理工作中，为患者的康复训练及延续护理提供新路径。

四、查房小结

护士长：

今天的护理查房我们从胁痛的概念、辨证分型、症候护理、护理问题、护理措施等方面进行了知识梳理，其中对闪罐法及中医导引术进行了重点讨论，希望通过本次学习，能为大家以后的护理工作提供帮助。

参考文献

[1] 陈轶强，黄志俭，曾明亮. 中医辨证治疗在胁痛患者中的效果观察 [J].
　　中外医学研究，2020，18（14）：32-34.

［2］时昭红，吕宾，杜念龙，等. 胁痛中医临床实践指南［J］. 中医杂志，
2020，61（4）：361−368.

［3］邓舟，赵青，黄育华. 浅析清代名医叶天士诊治胁痛的辨证论治特
点［J］. 中西医结合肝病杂志，2019，29（3）：248−249.

［4］谢青云.《诸病源候论》导引系列之"胁痛候"导引法［J］. 家庭中医药，
2017，24（8）：62−63.

［5］徐桂华，张先庚. 中医临床护理学［M］. 北京：人民卫生出版社，2017.

［6］孙秋华. 中医护理学［M］. 北京：人民卫生出版社，2017.

［7］陈佩仪. 中医护理学基础［M］北京：人民卫生出版社，2017.

［8］周宁，马小琴. 拔罐法临床护理应用的文献计量学分析［J］. 护理与康
复，2016，15（8）：735−738，743.

［9］李玉泉. 中华宇泉罐诊罐疗学［M］. 北京：中国医药科技出版社，2014.

［10］张君，邵素菊，王培育，等. 拔罐法临床操作体会［J］. 河南中医，
2018，38（8）：1252−1255.

［11］石晶晶，薄荣强，胡元会，等. 基于Citespace的中医导引术相关研究的
可视化分析［J］. 中国医药导报，2018，15（4）：94−98.

［12］于杰，孙忠人，常惟智，等. 导引术作用机制及临床应用［J］. 山东中
医药大学学报，2016，40（2）：105−109.

［13］陈梦圆，余忠舜. 中医导引术在老年健康中的应用现状研究［J］. 武术
研究，2021，6（1）：119−122.

案例十四　黄　疸

【查房内容】黄疸的病情观察及护理。

【查房形式】三级查房。

【查房地点】病房、学习室。

【参加人员】护士长 1 人、主管护师 2 人、护师 6 人、护士 2 人、中医治疗师 1 人、介入医生 1 人、规培护士 1 人、实习护士 2 人。

一、病例概述

责任护士小唐：

今天我们对一例黄疸患者进行护理查房。黄疸是以目黄、身黄、小便黄为主症的一种病证，其中尤以目睛黄染为本病的重要特征。根据其病机特点和临床表现，黄疸有阳黄、阴黄之分，急黄乃阳黄之重证。本病与现代医学的黄疸含义相同，可见于多种疾病，如病毒性肝炎、肝硬化、胆囊炎、胆石症、钩端螺旋体病、某些消化系统肿瘤，以及出现黄疸的败血症等，凡出现黄疸临床表现的，均属于本病证讨论范围。接下来由我为大家进行病史汇报。

20 床肖大叔，年龄 46 岁，中医诊断为黄疸。患者因"全身皮肤、巩膜黄染半月，加重伴右侧胸背部疼痛 3 天"入院。入院前半月无明显诱因出现巩膜、全身皮肤黄染，进食油腻食物后有恶心感，时有腹部胀痛不适，食欲减退，无寒战高热，右上腹剧痛，无咳嗽、咳铁锈色痰，无头痛、呕吐、腰痛，就诊于当地诊所，间断予以口服中药、"护肝片"治疗（具体不详），自诉上述症状无明显改善，寻求进一步诊治，门诊以"梗阻性黄疸"收入我科住院治疗。

入院症见：神志清楚，精神欠佳，全身皮肤、巩膜黄染，伴右侧胸背部疼痛，进食油腻食物后有恶心感，时有腹部胀痛不适，食欲不佳，眠差，小便颜色加深，大便调，近期体重未见明显改变。生命体征：体温 36.8℃，脉搏 82

次/分，呼吸 20 次/分，血压 167/65mmHg，血氧饱和度 97%。腹部查体：腹部外形正常，全腹软，右上腹压痛，无反跳痛；Murphy 征阴性；无脾大；无腹部包块；肝浊音界存在。肝上界右锁骨中线第 5 肋间隙，移动性浊音阴性，肝区无叩痛，肾区无叩痛。肠鸣音正常，无气过水声，无血管杂音。中医四诊：患者神志清楚，精神欠佳，舌淡红，苔腻；言语清晰；全身皮肤、巩膜黄染，伴右侧胸背部疼痛，进食油腻食物后有恶心感，时有腹部胀痛不适，纳眠差，小便颜色加深，大便调，脉沉迟。

入院后完善相关辅助检查。上腹部增强 CT 提示：①肝门部软组织结节，肝内多发异常结节、斑片，考虑肿瘤性病变并肝内多发转移、门静脉右支癌栓形成，胆管受侵，胆囊癌？②肝内胆管轻度扩张。腹腔彩超提示腹腔积液，腹腔查见多处最深约 6.2cm 游离液性暗区；大便常规、淀粉酶、脂肪酶、血氨、心电图未见异常。血常规+hs−CRP+SAA：中性粒细胞百分比 80.4%、红细胞计数 $2.95×10^{12}$/L、血红蛋白 89g/L。降钙素原（PCT）1.60ng/ml。生化检查提示：总胆红素（TBIL）642.8μmol/L、直接胆红素（DBIL）460.3μmol/L、总胆酸（TBA）175.2μmol/L。凝血及血型组合：国际标准化比值（INR）1.39、凝血酶原时间（PT）15.70s、活化部分凝血活酶时间（APTT）36.40s。感染性疾病项目定量：HCVAb 76.275 COI。甲胎蛋白（AFP）＞1000.00ng/ml。高精度丙型肝炎病毒（HCV）核酸定量检测：HCV−RNA $5.97×10^6$ IU/ml。西医诊断为"胆囊癌"。

治疗上给予异甘草酸镁、丁二磺酸腺苷蛋氨酸护肝，头孢曲松钠抗感染，地佐辛、洛芬待因缓释片、吗啡镇痛，静脉补液，呋塞米、螺内酯利尿，碳酸氢钠片碱化尿液、保护肾功能，中医辨证施治予以耳穴压豆（肝、脾、肾、胆、脾、胃）、艾灸（胆俞、脾俞、阴泉、三阴交），中药口服。排除手术禁忌证后行"经皮肝穿刺胆道造影术（PTCD）＋置管引流术"，术后引流管引流通畅，每日引出采油样胆汁 700～900ml。

根据患者病史，肖大叔属于"黄疸"的哪种证型呢？

二、案例讨论

（一）证候诊断

护师小杨：

患者中年男性，起病急，以巩膜、全身皮肤黄染，伴右侧胸背部疼痛，进食油腻食物后有恶心感，时有腹部胀痛不适，舌淡红，苔腻，脉沉迟为临床表现。四诊合参，本病当属祖国医学黄疸范畴，证属寒湿阻遏证。患者由于湿邪阻遏中焦，脾胃失健，肝气郁滞，疏泄不利，致胆汁输泄失常，胆液不循常道，外溢肌肤，下注膀胱，而发为目黄，肤黄，小便黄之症。在治疗上以健脾和胃，温化寒湿为主，方剂上选择茵陈术附汤加减。

（二）辨证要点

责任护士小唐：

黄疸的辨证要点在于辨阳黄和阴黄。阳黄和阴黄的鉴别要点见表14-1。

表14-1　阳黄和阴黄的鉴别要点

鉴别点	阳黄	阴黄
病势	较急	缓慢
病程	较短	较长
病理因素	湿热为主	寒湿为主
病理性质	多属热证、实证	多属寒证、虚证
黄疸色泽	黄色，鲜明如橘皮	黄色，晦暗如烟熏
伴随症状	身热，口干苦	形寒神疲，腹胀便溏
舌脉	舌苔黄腻，脉弦数	舌质淡，苔白腻，脉濡缓或沉迟
预后	治疗及时，预后良好	病情缠绵，不易速愈

患者属于阴黄寒湿阻遏证，由于寒湿阻滞脾胃，阳气不宣，肝胆失于疏泄，胆汁外溢肌肤，故身目俱黄；因寒湿均为阴邪，故黄色晦暗如烟熏；寒湿困脾，运化失常，故纳少脘闷、腹胀、大便溏或不实；阳气亏虚，气血不足，故神疲畏寒；舌质淡，苔白腻，脉濡缓或沉迟均为寒湿之征。目前患者主要的护理问题有哪些呢？

三、中医护理分析

（一）主要护理问题

护士小江：

患者目前主要的护理问题如下：

1. 目黄、身黄、小便黄，与湿邪困遏脾胃，肝胆疏泄失常，胆汁外溢有关。

2. 潜在并发症（昏迷），与湿热疫毒炽盛，内陷营血有关。

3. 恶心、呕吐，与湿蕴中焦，胃气上逆有关。

（二）症候护理

责任护士小唐：

针对患者目前的症状，我们需要进行哪些症候护理？

护师小陈：

1. 病情观察。观察患者黄疸的部位、色泽、程度、消长情况，以及尿色深浅和大便颜色变化，以辨黄疸的顺和逆。黄疸颜色的深浅是病情进退的主要指征，如黄疸逐渐消退，为顺；反之，则为逆。观察患者神志的变化，警惕急黄的出现。观察患者有无皮肤瘙痒及皮肤瘙痒的部位、程度等。观察患者恶心、腹胀、便溏的情况，如患者呕吐，应观察呕吐物的内容、颜色、量、气味及呕吐时间、次数等，观察大便的色、质、量等，必要时留取标本送检，并做好记录。

2. 黄疸的护理。

1）中药外涂：用茵陈蒿 1 把、生姜 1 块，捣烂，涂擦于胸前、四肢，每日涂擦，可以协助退黄。

2）艾灸法：阴黄者取胆俞、脾俞、阴陵泉、三阴交等穴。或用艾灸灸腹部，以脐为中心，进行十字灸，或腹部热敷。

3）耳穴压豆：取肝、胆、脾、胃等穴位，中等强度刺激，每日按压数次，3~5 日更换 1 次。

4）穴位注射：取胆俞、肝俞、期门、阳陵泉、阴陵泉、至阳，每次选2~3穴，用丹参注射液，或维生素 B_1、维生素 B_{12} 注射液，每穴注入 0.5~1ml。

5）脐针联合脐火治疗：除上述护理外，针对寒湿阻遏的黄疸患者，我们还可以采用脐针联合脐火疗法。

脐针治疗操作步骤："雷风相薄"加离位、坎位，1 次/日。2 周一个疗程，共 4 个疗程。脐火治疗操作步骤：铺洞巾，将药饼（药饼由茵陈、附子、茯苓、姜黄等加工成细粉以姜汁调和而成，厚约 1cm，直径约 7cm）置于神阙穴上，放上带孔的圆木板，再把蜡筒（用蜡液浸泡过的桑皮纸制作而成的高约 7cm，直径约 3cm 筒状物）通过圆木板的孔固定于神阙穴上的药饼中，于上端点燃，自然燃尽，每次 6~8 壮，每日 1 次。2 周一个疗程，共 4 个疗程。脐针是在脐部进行针刺治疗，以促进全身阴阳平衡，进而达到治疗疾病的目的。它以易学理论、脐中医基础理论、脐时间医学理论及脐全息理论为理论基础。

（三）疑难点讨论

护师小陈：

在脐部进行针灸治疗是否存在一定的危险？

中医治疗师小刘：

相信很多人都和陈老师有一样的疑问，我们可以从进针的位置及手法上进行规范。脐针一般有三个进针部位，即脐蕊（脐中央朝外凸出的瘢痕状组织）、脐谷（脐壁与脐蕊相连的皮肤凹陷）、脐壁（脐孔的周缘壁）。这三个部位都可实施针刺，而临床中以脐壁进针最多见，且根据不同体型的患者采用不同的针刺角度，所以脐针的安全性是毋庸置疑的。脐针的进针法大体分为四种，即反应点定位进针法、寻找皮下结节法、八卦定位进针法、五行生克制化法。

护士长：

脐针治疗虽然目前未在我科开展，但它是在易经理论指导下结合中医基础理论和针刺技术衍生的针刺新技术。脐针联合脐火治疗黄疸寒湿阻遏证之所以选择神阙穴，是由于神阙穴位于任脉循行路线上，与众多脏腑经络均有紧密联系，为经络之总枢，经气之海。脐部是人体腹壁比较薄弱的地方，有丰富的动静脉网，渗透性极佳。在神阙穴施治，有利于使经络得以疏通，脏腑得以通达，进而激发人体正气，使"正气存内，邪不可干"。我们再来看看所用的药饼的组成，附子大辛大热可温阳散寒；茯苓长于利水渗湿；茵陈为退黄要药；姜黄为辛温之品主入肝经，再以有辛温透皮作用的姜汁调和，借助火的热力作用，可使药物通过神阙穴渗透，作用于中焦脾胃，进而通达全身。蜡筒在燃烧的过程中一方面通过中空的蜡筒将热量向下传递，另一方面利用火的升腾、温热作用驱使寒湿之邪向上、向外发散，从而达到祛除寒湿，利湿退黄的目的。我们可以结合科室收治患者的特点，有方向性地推广新业务的开展，以加速患者康复。

责任护士小唐：

在解决患者黄疸及胆道梗阻问题时，除了中医传统疗法，我们还采用了在数字减影血管造影（DSA）引导下行经皮肝穿刺胆道造影术（PTCD）＋置管引流术，术中置入1根引流管，进行胆汁引流。患者属于恶性胆道梗阻，由于胆囊癌引起的胆道不同部位的狭窄和闭塞，造成肝内胆汁淤积，胆汁不能顺利排入十二指肠吸收入血，引起胆红素代谢异常，血清胆红素升高。如不及时治疗，短时间内会引起机体多器官功能急性衰竭等严重并发症，加速病情进展，甚至在短时间病情恶化。目前，恶性梗阻性黄疸的治疗首选外科根治性手术治疗，但多数患者确诊时已属于晚期，外科手术的风险较大。随着介入微创技术的日趋成熟，PTCD作为一种创伤小、退黄效果好、手术成功率高、术后并发症少的姑息性治疗手段，被越来越多地应用于临床。PTCD的手术过程，病区护士相对比较陌生，今天我们邀请介入科黄老师结合视频讲解具体操作过程。

介入医生黄老师：

我们在为患者进行置管时，具体操作是这样的。在彩超诊断仪引导下选定最佳进针点后在体表做标记，常规消毒、铺巾，超声测定皮肤与目标胆管的距离，确定进针方向。再用2%利多卡因进行局部浸润麻醉。在超声引导下将PTCD穿刺针插入腹壁，到达肝包膜时嘱患者屏气，顺引导线方向迅速进针，直达靶胆管内。拔出针芯，见胆汁溢出，将导丝经穿刺针送入胆管，通过超声显示屏观察并调整导丝方向和深度。导丝一般以朝向肝门，进入胆管4~5cm比较理想。对于胆管下段梗阻的患者，当导丝尖端位于肝门部时，可以用旋转、抽拉等方式对其进行调整，争取使其进入胆总管，导丝放置妥当后，一手固定导丝尾端；另一手退出穿刺针，用尖刀片切开穿刺口皮肤3mm，用扩皮管扩皮达肝实质。退出扩张管，沿导丝引入引流管，使其前段进入胆管5~6cm，退出导丝，将导管缝合固定在皮肤，连接引流袋。将患者送入放射科，透视下向引流管注入稀释的泛影葡胺溶液，观察胆管显影情况。

责任护士小唐：

感谢黄老师的详细讲解，相信大家对PTCD有了更多的了解。哪位老师可以向我们讲一下关于患者行PTCD围手术期的护理要点呢？

护师小杨：

1. 术前护理。完成术前准备，做好患者心理护理，消除患者紧张、焦虑情绪。了解患者出凝血时间、血小板计数及凝血酶原时间，若有明显出血倾向，应列为手术禁忌。监测患者体温，如有发热，术前2~3天给予广谱抗生素。手术当日注意指导患者禁饮禁食。

2. 术后护理。严密观察生命体征，术后禁食8小时，绝对卧床24小时，同时注意观察腹部体征，如患者出现腹痛、腹胀、脉搏细速、血压下降、脉压缩小等内出血迹象，应及时告知医生采取必要措施。除此之外，梗阻性黄疸患者还可表现出呕血、便血、伤口渗血和引流管内出血，也应该密切注意观察。

3. 引流管的护理。按导管固定标准化处理流程（SOP）妥善固定引流管，特别注意防止患者在体位变动或睡觉时将引流管意外拉出。此类引流管极易堵塞，护理中应反复挤压引流管，保持通畅，或由医生在无菌条件下进行生理盐水冲洗管道。做好引流液的观察，应观察其量、色、性质的改变，并做好详细记录。如术后持续为鲜红色血液，应及时通知医生。早期胆汁分泌功能被抑制，胆汁颜色通常为淡黄色，量相对较少，随后会逐渐增多，颜色会渐变成正常的金黄色。如果术后每日引流量异常，应及时告知医生。引流管口的护理：术后应经常观察引流管引出腹壁的位置，注意有无皮肤红肿、有无脓性分泌物和胆汁溢出。每周更换 2 次引流袋。

护师小邹：

我来补充下关于 PTCD 的常见并发症。

1. 恶心、呕吐：恶性梗阻性黄疸患者 PTCD 术后容易出现呕吐、恶心，在护理期间应嘱咐患者把头偏向一侧，避免误吸，记录呕吐次数，呕吐物的量和性质，根据患者呕吐情况，针刺其合谷或者内关等穴位，若呕吐症状比较严重，则予以甲氧氯普胺（胃复安），且对双侧足三里进行针刺，予以静脉补液，以免机体水电解质失衡。确保病房内空气新鲜，加强患者口腔护理工作，可应用银荷漱口液进行漱口，保持口腔清洁。

2. 胆道出血：成功置管以后应嘱咐患者绝对卧床 24 小时，尽量少翻身，避免咳嗽，预防性使用抗生素和止血药物，对引流液颜色及量进行密切关观察，判断引流管通畅性和胆道是否有出血，同时严密观察其生命体征，一旦发现异常应及时告知医生，以便于明确下一步处理方案。一般情况下，PTCD 术后早期会引流出少量的血性胆汁，但是不能形成血凝块，能自行停止，无需进行特殊处理。若出血量较多且时间也比较长，伴血压降低，此时应注意腹腔是否存在出血，且予以止血、抗休克及输血等对症治疗，若有必要可实施肝动脉栓塞。

3. 感染：该并发症发生率在 14%～47%。手术结束后，应密切观察患者胆道感染征象，严密监测其体温变化，根据医嘱常规实施抗感染治疗，可根据药敏试验结果合理用药。

4. 胆汁漏：该并发症发生率在 28%～40%，其中有 3.5%～10% 的患者容易出现胆汁性腹膜炎，表现为胆汁漏于腹壁外，手术切口敷料渗湿，可能原因为导管堵塞。对此，术后应对胆汁性质、引流量及颜色进行密切观察，如果引流不畅，应及时进行检查，查看引流管是否扭曲或者存在阻塞，正确冲管，查明原因以后进行对症处理。此外，还应密切观察患者是否存在腹痛、发热、腹肌紧张、发冷、腹部压痛或者反跳痛等，如果腹部发生疼痛，可对中脘穴进行温和灸，或者在吴茱萸中添加粗盐，将其加热以后外敷于腹部，或者将四黄散蜂蜜混调以后外敷于腹部疼痛位置4～6小时。实施心理疏导和干预，指导患者采取发泄、移情或者放松等方式缓解疼痛。若有必要可予以镇痛药。

5. 引流管滑脱或者阻塞：确保引流通畅为延长患者生存期重要因素之一，对于引流管的护理必须高度重视，妥善固定好外引流管，避免滑脱或者折叠。胆汁比较浓稠时容易使引流管阻塞，一般可采取冲洗的方式解决。

6. 胆汁分泌过量：根据以往的临床实践，该并发症的发生率为5%，对此同样需要高度重视，正常胆汁分泌为60 ml/d，若超过1500ml/d，则表示胆汁分泌过量。在护理期间，应做好引流管引流量的记录工作，发现异常应及时报告医生，进行对症处理。

7. 胸膜并发症：若穿刺位置比较高，当胸膜受损时容易造成液气胸或者气胸，一些肝脏体积较小的患者更加容易出现该并发症。对此，在护理期间，应嘱咐患者保持吸气状态，在该状态下对其肋膈角位置进行判断，接着于平静呼吸下屏气实施穿刺，以减少胸膜并发症。

责任护士小唐：

两位老师分别对围手术期护理及常见并发症观察及处理进行了详细的讲解，患者目前还应进行哪些中医护理措施呢？

（四）护理宣教

护师小李：

1. 生活起居护理。保持病室安静、整洁，空气新鲜，做好空气消毒，可用紫外线灯照射、食醋熏蒸等法。《黄帝内经》有"人卧则血归于肝"，患者要注意卧床休息，保证充足的睡眠，尽量避免活动，待到黄疸消退、症状明显好转后，可逐渐恢复活动，如散步、练习太极拳等，但以不疲劳为度。做好消毒隔离工作，尤其做好消化道隔离和血源隔离。一切生活用具（如便器等）、注射器、手术器械及排泄物等都要严格消毒。患者的衣物、被褥应经常在阳光下曝晒2小时以上。患者急性期禁止探视。保持患者皮肤、口腔清洁，皮肤瘙痒者，勤剪指甲，嘱患者不要搔抓，每日用温水擦浴，勿用热水烫洗；指导患者用淡盐水、温开水、银花甘草液漱口，预防口腔感染。保持大便通畅，以助退黄。辨证起居：阴黄寒湿阻遏者，因湿为阴邪，得寒则聚，故病室宜阳光充足，避免对流风，同时应注意防寒保暖，随季节变化而增减衣被，避免受凉及过度疲劳，以免加重病情。

2. 饮食护理。以清淡、易消化、富营养的饮食为主，忌辛辣、肥甘厚味、荤腥发物，禁饮酒。同时应适当控制饮食量，勿恣食以免病情反复。随病情好转，宜逐步给予高蛋白质饮食，可适当多吃豆类、鱼类、瘦肉等。辨证施食：患者属于阴黄寒湿阻遏者，饮食宜温热，忌生冷、甜腻碍胃之品，可食茵陈粥、干姜粥、薏苡仁粥等利湿退黄。汤汁不宜过多，以免水湿停聚。可选用食疗方杏仁霜或茵陈附子粥（《百病食疗大全》）（茵陈 20g，制附子 10g，生姜 15g，红枣 5～10 枚，粳米 100g，甘草 10g，煮粥服）。

3. 情志护理。安慰患者，耐心解释病情，倾听患者的倾诉，认同患者的感受，消除患者的焦虑、恐惧心理，劝导患者保持心情舒畅、情绪稳定，使肝气条达，有利于疾病康复。

4. 用药护理。禁止使用对肝脏有损害的药物，中药如朱砂、山慈菇、猫爪草等，西药如异烟肼、利福平、避孕药等。辨证施药：阴黄寒湿阻遏者，汤药宜温服。

责任护士小唐：

经过积极治疗后，患者黄疸、厌油腻等症状明显好转，拟于后天出院，我们该为患者提供哪些健康教育呢？

规培护士小王：

指导患者慎起居，勿作劳，节饮食，畅情志，远房帷。注意卫生管理，做好消毒工作。坚持服药，定期复诊。

责任护士小唐：

该患者即将带管出院，所以对于 PTCD 引流管的家庭护理宣教也是相当重要的。PTCD 术后大多数患者需要携带引流管在家进行康复，由于许多患者在康复过程中缺乏自我管理和自我照顾的常识，对需要注意的事项了解得不够完整等，导致患者在家康复过程中经常有引流管堵塞与引流管脱落的情况发生，因此需要持续性的专业护理。目前我科针对携带引流管出院患者，出院前会将健康教育及导管护理指导一次性灌输给患者，造成健康教育的低效性。临床研究表明，延伸护理服务能够为携带引流管出院的患者提供专业、持续的照顾，结合我科的情况，我们可以将科室公众号作为移动平台，为患者提供更好的延续护理。

四、查房小结

护士长：

今天的护理查房形式很好，特别感谢中医治疗师及介入医生的参与，分别从中医治疗及介入手术的角度讲解了对黄疸患者的治疗方式，也让我们的护理团队对黄疸治疗过程有了更深入的认识。针对带管出院的患者的宣教是我们科室的短板，我们可以采取移动平台为患者提供延续护理服务，更好地、及时地解决患者家庭护理问题，减少并发症的发生。

参考文献

[1] 牛艳艳，田聪聪，张照兰. 脐针联合脐火疗法治疗阴黄（寒湿阻遏型）32例 [J]. 光明中医，2018，33 (9)：1299-1301.

[2] 刘玉姐. 消黄膏敷脐联合辨证施护对寒湿阻遏型黄疸的疗效观察 [J]. 铜陵职业技术学院学报，2014，13 (1)：18-19.

[3] 陈慧君. 基于八纲辨证探析恶性肿瘤合并黄疸患者中医证候特点 [D]. 沈阳：辽宁中医药大学，2019.

[4] 王嵘，吉琳，赵超. 恶性梗阻性黄疸病人PTCD术后延续性护理需求调查 [J]. 循证护理，2020，6 (12)：1329-1333.

[5] 徐桂华，张先庚. 中医临床护理学 [M]. 北京：人民卫生出版社，2017.

[6] 孙秋华. 中医护理学 [M]. 北京：人民卫生出版社，2017.

[7] 陈佩仪. 中医护理学基础 [M]. 北京：人民卫生出版社，2017.

[8] 周国永，张翠禄，杨有甜，等. DSA引导下PTCD治疗急性梗阻性化脓性胆管炎的临床疗效及安全性分析 [J]. 现代医用影像学，2020，29 (2)：248-250.

[9] 陈杰桓，张伟娜，莫志康，等. 超声引导下PTCD并发症的防治策略 [J]. 中华肝脏外科手术学电子杂志，2019，8 (14)：344-348.

[10] 贾宏玥. 22例胆管癌患者PTCD术后并发症的护理分析与处理 [J]. 继续医学教育，2019，33 (2)：130-132.

[11] 杨剑. 胆管阻塞患PTCD治疗后肝损伤、炎症和胆汁淤积的预后影响因素及护理策略 [J]. 国际护理学杂志，2020，39 (20)：3696-3700.

[12] 张庆珍. 恶性梗阻性黄疸患者行PTCD术后的临床表现及护理 [J]. 中外医疗，2015，34 (14)：139-141.

[13] 陈璐. 微信平台信息化管理在PTCD带管出院病人延续性护理中的应用效果研究 [J]. 全科护理，2019，17 (29)：3644-3646.

[14] 陈孝平，汪建平，赵继宗. 外科学 [M]. 北京：人民卫生出版社，2018.

案例十五　积　聚

【查房内容】积聚的病情观察及护理。

【查房形式】三级查房。

【查房地点】病房、学习室。

【参加人员】护士长 1 人、主管护师 2 人、护师 6 人、护士 2 人、主管医生 1 人、规培护士 1 人、实习护士 2 人。

一、病例概述

责任护士小杨：

今天我们对一例积聚患者进行护理查房。积聚是腹内结块，或痛或胀的病证。分别言之，积属有形，日积渐累而成，结块固定不移，痛有定处，病在血分，为脏病；聚属无形，包块聚散无常，痛无定处，病在气分，为腑病。因积与聚关系密切，故两者往往一并论述。凡各种原因引起的肝脾大、增生性肠结核、腹腔及盆腔肿瘤、多囊肾等，多属于"积证"范畴；胃肠功能紊乱、不完全性肠梗阻、肠痉挛、肠扭转、肠套叠、幽门梗阻等疾病，多与"聚证"关系密切。总之，凡以腹内结块，或胀或痛为主要临床表现的疾病，均属积聚的讨论范围。现在由我进行病史汇报。

25 床杨阿姨，年龄 57 岁，中医诊断积聚。患者因"确诊卵巢恶性肿瘤 4$^+$年，腹胀 1$^-$月"入院。4$^+$年前患者在全麻下行腹腔镜下腹腔探查术＋盆腔组织取活检术，术中考虑为卵巢癌Ⅲc期，术后病检结果提示"卵巢低分化腺癌"，为求进一步治疗，患者收治入我科继续治疗。既往史：4+年前因腹水在我院诊断卵巢低分化腺癌，在我院 3 次化疗后在全麻下行腹腔镜下全子宫切除＋双侧附件切除＋大网膜切除＋阑尾切除＋盆腔淋巴清扫术＋肠粘连松解术＋盆腔粘连松解术＋腹腔引流术，术后继续予化疗 4 个疗程（紫杉醇＋奥沙利铂）。无输血史。

入院症见：腹胀，下肢及外阴偶有水肿，食纳尚可，大便干燥，小便可。近期体重未见明显减轻。慢性面容，舌淡紫，脉弦细。生命体征：体温36.5℃，脉搏 83 次/分，呼吸 20 次/分，血压 118/64mmHg，血氧饱和度97％。患者腹部稍膨隆，腹壁张力稍高，无明显压痛，叩诊肝浊音界存在。肝上界：右锁骨中线第 5 肋间隙，移动性浊音阳性。

入院后完善相关辅助检查。血常规＋CRP＋SAA：淋巴细胞百分比 14.0％、中性粒细胞百分比 77.5％、红细胞计数 $3.61×10^{12}$/L、血红蛋白 103g/L、血细胞比容 33.2％、SAA 79.41mg/L。肿瘤标志物检查提示：糖类抗原（CA 15－3）41.30 U/ml。凝血功能（七项）：纤维蛋白原（FBG）4.35g/L、D－二聚体（D－D）0.80 mg/L。生化检查、感染性疾病筛查、CA 19－9、CEA、大便常规＋隐血、尿干化学检查未见明显异常。全腹部平扫加增强 CT 提示：子宫、双侧附件术后缺如，左侧盆底可见 5.3cm×4.3cm×4.1cm 软组织肿块，与直肠、乙状结肠壁分界不清，肿瘤复发；肝左外叶 S3 段原明显强化区域，此次强化幅度较前片减低，建议行 MR 检查助诊；左侧肾上腺增粗，内肢区域结节较前片增大；副脾；大量腹腔积液，盆腔后方腹膜可见结节影，腹膜转移可能。

治疗上给予呋塞米、螺内酯利尿等对症治疗，中医辨证予以耳穴压豆、中药口服、烫熨治疗，入院后次日行腹腔穿刺，进行腹腔灌注化疗。

现在由哪位老师为患者进行辨证分型呢？

二、案例讨论

（一）症候诊断

护师小李：

肝主疏泄，司藏血；脾主运化，司统血。若因情志、饮食、寒湿、病后等因素，引起肝失疏泄，脾失健运，肝脾失调，气滞血瘀，壅塞不通，便可导致腹内积块，遂成积聚，本病病位主要在肝脾，病理因素有寒邪、痰浊、食滞、虫积、湿热等，其主要病机是气机阻滞，瘀血内结。积与聚相比较，积证以血瘀为主，聚证以气滞为主。病理性质有虚实之分，本病初起，气滞血瘀，邪气壅塞，正气未虚，以实证为主；日久，耗伤正气，多见虚实错杂；病至晚期，气血衰少，体质羸弱，则以正虚为主。聚证病程较短，若治疗得当，一般预后良好，但也有少数聚证反复发作，日久不愈，可以由气及血转为积证。积证的治疗较为困难，预后较差，病至后期，还可以出现黄疸、臌胀、出血等严重变证。由此可见，我们所查的患者属于积证。又因患者为中年女性，癥瘕居于腹中，耗伤气血，正气不足，经手术与化疗，邪瘤虽减，但毒邪未清，结合舌脉，辨证当属正虚瘀结。中医在治疗上以补益气血，活血化瘀为主。

三、中医护理分析

（一）主要护理问题

责任护士小杨：

了解患者疾病的辨证分型以后，目前患者存在的护理问题有哪些呢？

规培护士小王：

患者存在的护理问题如下：

1. 腹胀、腹痛，与气机阻滞，瘀血内结有关。

2. 纳呆，与脾运失健、气机不畅有关。

3. 焦虑，与积聚日久、迁延不愈有关。

（二）症候护理

责任护士小杨：

针对患者目前存在的护理问题，我们可以采用哪些症状护理呢？

护士小江：

1. 病情观察。密切观察患者腹胀、腹痛的原因、时间、部位、性质、程度，腹肌紧张度、有无包块及伴随症状，与饮食、劳累等的关系等。若扪及包块，应注意观察包块的部位、大小、性质、硬度、活动度及其发展趋向，有无压痛，边缘是否光滑等。如腹部突然出现剧痛，并伴有恶心、呕吐，腹部及结块有明显压痛，或出现呕血、便血，面色苍白，汗出肢冷，头痛、心悸、血压下降、脉细弱等，应立即报告医生，做好紧急处理。

2. 腹胀、腹痛。药物敷贴：可局部敷贴止痛药，如用蟾酥膏敷贴患处，以活血止痛。积证气滞血瘀者，可用川芎、香附、柴胡、芍药、青皮、枳壳研细，调拌麻油，贴于痛处；瘀血内结者，可用三棱12g、莪术10g研末，调拌凡士林，贴于痛处。耳穴压豆：聚证肝气郁结者，取肝、胆、脾等穴，用王不留行籽贴压。腹部按摩：行腹部按摩，以促进排气排便，或用管排气。注意不可盲目用大量肥皂水灌肠。穴位按摩：积证正虚瘀结者，可取期门、章门、三阴交、关元、气海等穴进行穴位按摩。针对患者的积证，我们还可结合腹腔热灌注化疗等西医治疗手段。

（三）疑难点讨论

责任护士小杨：

腹腔热灌注化疗属于腹腔灌注化疗的新方法，研究表明，热动力学效应能加快化疗药与肿瘤细胞的结合，提高药物活性，从而提高化疗药对肿瘤细胞的杀灭率，在此基础上，化疗药对肿瘤细胞的敏感性加强。现在请患者的主管医生为我们讲一下具体治疗原理。

主管医生江医生：

这项技术的理论基础是在腹腔灌注化疗的基础上融合肿瘤热疗，肿瘤热疗是指利用有治疗效力且不会损伤正常组织的温度（42～43℃），使其维持一定的时间，达到杀伤肿瘤组织，而又不损伤正常组织的一种治疗方法。通常情况下，肿瘤组织能够耐受的温度低于正常组织，43～45℃就能对其产生损害，恶性肿瘤组织不可逆损伤的临界温度为 43℃，而正常组织在 47℃ 条件下仍能耐受 1 小时以上。热效应可以阻断肿瘤细胞的 DNA 转录，使其无法正常进行代谢活动，并且激活溶酶体，使 S、M 期肿瘤细胞灭活，与常温下多数灭活 M 期细胞的化疗药起协同作用；高温可使热调节能力差的肿瘤组织缺氧加剧，进一步导致酸中毒和能量缺乏；常温时，多数化疗药的耐药性是治疗中的极大阻碍，而热效应可在一定程度上逆转肿瘤细胞的耐药性，同时高温可以加强药物的渗透能力，与普通化疗药的组织渗透深度（<3mm）比，高温可使其组织渗透深度增加至 5mm。

责任护士小杨：

谢谢江老师为我们讲解腹腔热灌注化疗的相关理论知识。那么针对这项化疗技术，我们护理团体应提供哪些护理措施呢？

护士小叶：

术前做好宣教，向患者讲清治疗目的和方法以取得配合，认真做好腹围、体重的测量并记录，便于了解治疗效果。备皮，避免毛囊内细菌存留引起感染，备皮动作要轻柔，因腹水胀满压力高，皮肤易损伤。关好门窗，屏风遮挡患者，协助其洗澡、穿宽松衣服、排空膀胱等，协助患者摆好体位，取平卧位并靠近床边，便于医生操作。

责任护士小杨：

作为患者的主管护士，我参与了患者腹腔热灌注化疗术的实施，由我为大家讲解术中配合及护理：严格无菌操作，皮肤消毒直径约 15cm，避免操作中污染。穿刺成功后，控制引流速度，使腹水缓慢流出。保持腹水引流通畅，如有不畅，可能是管道扭曲受压或腹水中纤维蛋白沉积物排出时阻塞管道所致。对此类情况，可用注射器抽取生理盐水冲洗。若仍不畅，可通知医生更换引流管。每次注射药物时，要对肝素帽严格消毒，以免引起腹腔内继发感染。注射药物后，协助患者翻动身体，使药液均匀分布于腹腔各部位，密切观察用药后的不良反应，如腹痛、恶心、呕吐等。

主管护师小陈：

在腹腔热灌注化疗术中应特别注意以下护理。体外高频热疗的护理：热疗前患者去掉手表、戒指等金属物品，穿全棉内衣，将上下电极板对准患者下腹部。热疗中，随时询问患者局部及全身感觉，调整温度，使温度保持在 $41\sim43℃$。热疗后，由于出汗较多，嘱患者饮水，冬季注意保暖，夏季预防感冒。

置管后引流管的护理：肝素帽的封闭，每次注药完毕，用注射器抽取 5ml 肝素钠盐水（每支 12500U 肝素钠加入 500ml 0.9％氯化钠注射液中），采用正压封管法，保证导管内充满封管液，以免导管堵塞。每日观察置管部位，保持置管周围皮肤的清洁干燥，对穿刺部位的消毒一般每周 2 次，并在穿刺部位放置碘伏棉球持续灭菌，防止细菌从皮下隧道进入腹腔。敷料如有污染应及时更换。若发现穿刺部位出现感染，及时告知医生做相应处理。

患者明日拟拔管，拔管后应注意用无菌敷料覆盖穿刺部位，严格消毒，直至穿刺孔完全愈合，预防腹腔内感染。做好饮食指导，给予患者高蛋白、高热量、高维生素、低脂、易消化饮食，适当限制钠盐和水的摄入量，合理饮食可控制腹水的生长及减少化疗反应，增强患者机体抵抗力。

责任护士小杨：

通过几位老师对治疗原理及方法的讲解，相信大家对腹腔热灌注化疗及其护理都有了更多的认识。除了腹腔热灌注化疗术后护理，我们在日常工作中，还应该对患者实施哪些护理措施及健康指导？

（四）护理宣教

护师小李：

1. 生活起居护理：保持病室环境安静，温暖舒适，空气新鲜，定时通风，定期用紫外线照射消毒或用食醋熏蒸。根据病情安排患者休息与活动，避免剧烈活动或劳动，当患者腹胀腹痛较重时，协助患者取半卧位，以改善呼吸，同时注意预防患者因腹痛发作而躁动坠床；病情许可时，可适当进行康复锻炼，以助气血流通，减少疼痛。

2. 饮食护理：饮食以营养丰富而易于消化的食物为宜，如藕粉、牛奶、瘦肉等，少食多餐，避免暴饮暴食，鼓励患者多吃新鲜水果和蔬菜，忌油腻、生冷、辛辣、粗糙、坚硬难消化的食物及易阻滞气机之品。纳呆者，注意食物品种多样化，以增加患者的食欲。积证正虚瘀结者，饮食以稀、软、温、熟为宜，忌生冷、硬固、煎炸炙烤之品。宜食益气养血、活血化瘀之品，如酸枣粥、茯苓汤、三七藕蛋羹等。

3. 情志护理："忧思喜怒之气，人之所不能者，过则伤乎五脏……乃留结为五积。"向患者阐明情志不遂是诱发本病的主要因素，应指导患者避免焦虑、恐惧或悲观失望等不良情绪，保持心情舒畅；医务人员及家属要注意耐心倾听患者的诉求，消除不良刺激，尽量避免暗示，以免增加患者的痛苦和恐惧。针对患者的不同情绪，采取辨证施"乐"的五音疗法。

4. 用药护理：中药汤剂宜浓煎，并分次少量进服，以饭前、饭后 1 小时温服为宜，以免影响食欲。对胃有刺激的药宜饭后服，补益药宜饭前服。疼痛甚者，必要时遵医嘱给予止痛药。

主管护师小唐：

在李老师提到的康复锻炼中可以指导患者练习"积聚病诸侯"导引，进行中医养生保健。《诸病源候论》中说道："积聚者，由阴阳不和，腑脏虚弱，受于风邪，搏于腑脏之气所为也。腑者，阳也。脏者，阴也。阳浮而动，阴沉而伏。积者阴气，五脏所生，始发不离其部，故上下有所穷已；聚者阳气，六腑所成，故无根本，上下无所留止，其痛无有常处。诸脏受邪，初未能为积聚，留滞不去，乃成积聚。"意为脏腑积聚之症，是因为身体阴阳不和，脏腑正气虚弱，又感受外界风邪，与脏腑之气相互作用所产生的。腑属阳而脏属阴，阳在上主动，阴在下主潜藏。所以积为阴邪生于五脏，从发病到长大位置都固定不移；聚为阳邪生于六腑，没有固定的病位，不在固定位置停留，疼痛的地方也不固定。脏腑受邪之后，一开始并不一定发为积聚，但如果邪气久留不去，就很容易变成积聚了。

积聚病诸候导引法取仰卧式，练习时，去掉枕头，两手臂置于身体两侧，把左腿放到右腿上，吸气，同时用右腿托住左腿，向上用力抬高至极致，此时左腿应放松，保持片刻后，两腿再放松落下，同时呼气，如此反复。此式以抬腿配合呼吸吐纳，加强气血在下腹部的流通，可减轻下腹部症状。如为愈病当多练习为佳，建议早晚各练习 1 次，每次不少于半小时。

除此以外，另有导引法练习时取坐式，左手放在右胁下，右手上举，并翻掌向上，练习时，吸气的同时扭头向左侧，同时右手臂用力上举，带动腰身向上，此时左手可以用力按住右胁，至极致后，停留片刻，再放松还原即可。注意练习此式时，身体不可转动，右手臂用力上举时要尽力拉伸腰部。《诸病源候论》中有"肺之积，名曰息贲。在右胁下，覆大如杯，久不愈，令人洒淅寒热"。此式主要针对肺积病，有肝肺肿瘤的患者可以多多练习，建议每次练习不少于 15 分钟，每日 3 次。取坐式，两手臂向上尽力伸展，约呈 45°，仰掌向上。用鼻子吸气吸满，再屏住呼吸，屏气至不可忍时，缓缓用口吐气，同时放松手臂，如此反复。练习时，手臂要尽力伸展，并带动两侧胁下及腰部向上拉伸。此式主要治疗胁下积聚，适宜肝胆、脾胃肿瘤患者练习，建议每次练习不少于 15 分钟，每日 3 次。

护士长：

今天查房在康复训练这一板块我们再次提到了《诸病源候论》，可见中医导引在中医养生保健中的重要地位。《诸病源候论》由隋代巢元方所著，共 50 卷，67 门，1939 论，内容包括内、外、妇、儿、五官等科诸多病候，一直被学术界公认为我国现存第一部论述病源证候学的专著。今天我们所查房的患者在中医诊断里不仅仅可以诊断为"积聚"，还可以诊断为癥瘕。《中医大辞典》指出："癥，病证名，指腹内结块，坚硬不能移动者。瘕，病证名。癥瘕，病证名，指腹腔内结聚成块的一类疾病。"巢元方对癥瘕不同的病因、证候做了详细论述，《积聚病诸候》中载有"七癥""六瘕"，"七癥"包括食癥、暴癥、米癥、虱癥、鳖癥、发癥及蛟龙癥，六瘕有鳖瘕、鱼瘕、蛇瘕、肉瘕、酒瘕、谷瘕。此外，在虚劳病诸候、疝病诸候、妇人杂病诸候、妇人产后病诸候中还有虚劳癥瘕、疝瘕、水癥、水瘕、癥瘕癖结、癥痞、黄瘕、青瘕、燥瘕、血瘕、脂瘕、狐瘕、蛇瘕、鳖瘕、产后血瘕、产后癥等病名。

《病源》重视导引调摄，它未载一药一方，却按病症分类列举了导引处方，内容涵盖内、外、妇、五官、口腔、传染、皮肤等各科，共记载导引法 280 余条，其论述清晰，方法全备，所记载的功法数量之多、方法之全、实用性之强，在中国古代导引术发展史上是少见的。巢元方对隋以前有代表性的气功导引方法进行了收集、整理，对气功导引疗法的发展做出了里程碑式的贡献。因此，《诸病源候论》还是一部"医学气功专著"，一部中医"导引治疗学"。《瘕病诸候》中创造性提出导引之法配合消解癥瘕的治疗，简要归纳为伸腰仰头法、侧卧吐纳法、左按右举法、正坐调息法、展臂仰掌法、张腹吸腹法六法。其中详细记录了足上头下，引气到腹等动作。旨在通过加强腹部锻炼，使脏腑得到适当的运动和按摩，有利于调动和激发人体正气，使经络通调、气血宣通、阴阳平衡、癥瘕消散。

针对不同的疾病，我们都可根据《诸病源候论》找到合适患者锻炼的导引术，将这些传统中医养生保健知识运用于中医护理中，为患者提供具有中医特色的优质护理服务，同时可以结合现代医学知识，对传统导引术进行创新，真正意义上实现中西医结合促进患者康复的目的。

四、查房小结

责任护士小杨：

今天关于积聚的护理查房，我们除了学习相关的护理常规，同时也对腹腔热灌注化疗术及积聚病诸侯导引术进行了深入学习，让大家受益匪浅，谢谢大家的参与。

参考文献

[1] 赵巍，徐莲薇，刘敏，等. 论取象比类在女性癥瘕治疗中的应用 [J]. 中医文献杂志，2021，39 (4)：51−53，71.

[2] 樊聪俐. 基于数据挖掘方法对妇科名家治疗癥瘕用药规律的研究 [D]. 成都：成都中医药大学，2019.

[3] 阳国彬，刘松林，梅国强.《伤寒杂病论》癥瘕积聚的辨治特色探析 [J]. 中华中医药杂志，2018，33 (2)：3825−3827.

[4] 阳国彬，刘松林，梅国强.《伤寒杂病论》癥瘕积聚的证治特色及其对中医肿瘤临床的影响 [J]. 中医杂志，2017，58 (24)：2100−2103.

[5] 徐桂华，张先庚. 中医临床护理学 [M] 北京：人民卫生出版社，2017.

[6] 孙秋华. 中医护理学 [M]. 北京：人民卫生出版社，2017.

[7] 陈佩仪. 中医护理学基础 [M]. 北京：人民卫生出版社，2017.

[8] 王思嘉. 秦汉至清代中医治疗腹部癥积的方药及病机研究 [D]. 北京：中国中医科学院，2017.

[9] 张延龄. 腹腔内温热化疗灌注治疗局部进展型腹腔内癌肿（编译）[J]. 国外医学·外科学分册，2001 (3)：160−161.

[10] 柯宇莉，孟凡良. 腹腔灌注化疗在卵巢癌中的应用进展 [J]. 妇产与遗传（电子版），2019，9 (1)：47−52.

[11] 吕倩，宋保梅，方治宇. 认知行为干预联合医护一体化护理模式对卵巢癌术后经腹腔灌注化疗患者的影响 [J]. 齐鲁护理杂志，2020，26 (4)：100−102.

［12］李晨龙，葛倩，孟静岩.《诸病源候论》对当代肿瘤研究的启示［J］. 天津中医药，2016，33（1）：22－25.

［13］谈勇. 中医妇科学［M］. 北京：中国中医药出版社，2019.

［14］张伯礼，吴勉华. 中医内科学［M］. 北京：中国中医药出版社，2019.

［15］国家中医药管理局药政司. 20 个病种中医护理方案［M］. 北京：中国中医药出版社，2014.

案例十六　臌　胀

【查房内容】臌胀的病情观察及护理。

【查房形式】三级查房。

【查房地点】病房、学习室。

【参加人员】护士长 1 人、主管护师 2 人、护师 6 人、护士 2 人、规培护士 1 人、实习护士 2 人。

一、病例概述

责任护士小廖：

今天我们对一例臌胀患者进行护理查房。臌胀是指腹大胀满，绷急如鼓，皮色苍黄，脉络显露的病证。"臌"指腹大皮急，其状如鼓；"胀"指腹部胀满不适。臌胀二字，简要概括了本病的临床表现。因该病仅腹部胀大而肢体无恙，故又名单腹胀。本病相当于现代医学的肝硬化腹水，常见于肝炎后肝硬化、血吸虫病肝硬化、酒精性肝硬化及营养不良性肝硬化的腹水形成期，另外，结核性腹膜炎腹水、腹腔内晚期恶性肿瘤、慢性缩窄性心包炎、肾病综合征等，凡出现臌胀临床表现者，均属本病证的讨论范畴。现在由我进行病史汇报。

17 床患者尹婆婆，年龄 70 岁，中医诊断为臌胀。患者因"腹胀 3$^+$ 天"入院，入院前 3$^+$ 天，患者进食土豆后出现腹胀，腹部隐痛，伴嗳气，厌油，皮肤瘙痒，乏力，间断左下肢水肿，无皮下瘀斑、瘀点，无牙龈出血，无呕血、咯血，无黑便、鲜血便。既往史：干燥综合征、自身免疫性肝病、肝硬化代偿期，脾大，门静脉高压，食管静脉曲张（中度）、2 型糖尿病、慢性非萎缩性胃炎伴糜烂、双膝骨关节炎。

入院症见：患者腹胀，腹部隐痛，伴嗳气、皮肤瘙痒，厌油、乏力、间断左下肢水肿，情绪低落、纳眠可，大便调，小便不利。生命体征：体温

36.2℃，脉搏 74 次/分，呼吸 20 次/分，血压 155/79mmHg，血氧饱和度 99%。患者神志清楚，反应迟钝，皮肤及巩膜无黄染，无肝掌、蜘蛛痣，腹部稍膨隆，无压痛、反跳痛，腹肌稍紧张，Murphy 征阴性；移动性浊音阳性，肝脾肋下未扪及，双下肢无水肿。舌质淡红苔白，脉细。

入院后完善相关辅助检查。肝功能检查提示球蛋白 39.4g/L、白蛋白/球蛋白 0.93、ALT 48U/L、AST 53U/L、γ－谷氨酰转移酶 187U/L、碱性磷酸酶 239U/L。血常规提示白细胞计数 $3.08×10^9$/L、淋巴细胞绝对值 $0.61×10^9$/L、红细胞计数 $3.20×10^{12}$/L、血红蛋白 83g/L、血小板计数 $33×10^9$/L，腹部彩超提示血吸虫病肝硬化超声改变，胆囊壁增厚，脾大，腹腔积液，门静脉测值为正常值高限。

治疗上给予水飞蓟宾保肝，地榆升白片升白细胞，呋塞米、螺内酯利尿。中医辨证给予耳穴压豆（每天一次，双耳交替，肝、脾、肾、肺）、中药口服、烫熨（腹部）、普通针刺（每天一次，取中脘、水分、建里、足三里、合谷、丰隆、阴陵泉）、艾灸（腹部）、穴位贴敷（每天一次，取双侧天枢、大横）。

二、病例讨论

（一）证候诊断

护师小李：

臌胀辨证要点在于辨气臌、水臌、血臌，辨病情缓急，辨疾病虚实，辨病位。患者为老年女性，起病急，病程短；以腹胀为临床表现；腹部隐痛，伴嗳气、皮肤瘙痒，伴厌油、乏力，间断左下肢水肿。本病当属祖国医学臌胀范畴，患者为老年女性，辩证为肝肾阴虚，主要治疗方法为滋养肝肾，化瘀行水。

（二）辨证要点

实习护士小邓：

老师，水肿和臌胀均为体内津液输布和排泄异常的病症，我们该怎样进行鉴别呢？

责任护士小廖：

小邓同学的问题很好，对臌胀和水肿的鉴别诊断进行学习以后，是很好掌握理解的。臌胀和水肿的鉴别诊断见表 16－1。

表 16－1　臌胀和水肿的鉴别诊断

鉴别点	臌胀	水肿
肿胀特点	单腹胀大，青筋暴露，四肢一般不肿，后期可见下肢水肿	全身水肿，可从头面、眼睑或下肢开始，严重者伴腹大有水
皮肤色泽	苍黄，面部有赤缕，颈部见红斑，后期面色鳖黑	皮肤色泽光亮，后期灰黑黯，面色多㿠白
病史	以肝病为主	以心肾疾病为主
病位	肝、脾、肾	肺、脾、肾
病机	肝脾肾失调，气血水互结	肺失通调、脾失转输、肾失开合

此外，我们在临床工作中也应该注意区分"臌胀"和"积聚"。积聚以腹内结块，或胀或痛为特征；臌胀以肚腹胀大，叩之如鼓为特征。两者相同的是均有可能见到腹内有积块，不同的是臌胀有水液停聚腹中，腹大如鼓，腹内积聚常是诱发臌胀的重要病因。《医门法律》指出："凡癥瘕、积块、痞块者即是胀病之根。"

了解了患者的辨证分型及相关疾病的鉴别诊断以后，我们来分析一下，目前患者存在的主要护理问题。

三、中医护理分析

（一）主要护理问题

规培护士小王：

目前患者存在的主要护理问题如下：

1. 腹胀、腹水，与肝、脾、肾三脏受损，水湿内停有关。
2. 饮食调养的需要，与酒食所伤、络伤血溢或脏腑虚损、生化乏源有关。
3. 潜在并发症（出血），与实热、虚火灼伤血络有关。
4. 潜在并发症（神志昏蒙），与湿热毒邪蒙闭清窍有关。
5. 皮肤瘙痒，与湿浊毒气、熏蒸肌肤有关。

（二）症候护理

责任护士小廖：

根据患者目前的症状，我们可以采取哪些症候护理呢？

护师小李：

1. 病情观察。密切观察腹胀的情况及腹水的消长情况，定期测量腹围、体重、血压、呼吸、脉搏，估计腹水量，观察尿量，协助患者准确记录24小时液体出入量。观察患者的饮食情况，若患者病至后期，出现朝宽暮急，渐不能食，甚至出现腹大如瓮、脐心突起、神昏、呕血、抽搐等，则提示预后不良。观察肝性脑病的先兆表现，注意神志、呼吸、血压、舌象、脉象等变化，观察口腔有无烂苹果味。若患者出现性格改变、举止反常、吐字不清、动作缓慢、睡眠异常或嗜睡等肝性脑病先兆表现，应及时报告医生处理。观察患者是否有肝掌、蜘蛛痣、腹壁静脉曲张等变化。患者属肝肾阴虚，还需注意观察患者的出血倾向。

2. 腹胀、腹水。按摩：腹部行顺时针方向按摩，每日2次，每次10~15分钟，以助消胀。中药穴位贴敷：腹胀甚，可用芒硝30~40g、肉桂2~3g，布包敷于腹部，以助消胀行水，或者用麝香、甘遂适量捣烂，敷贴于脐部，以利水消肿，实胀者可加大黄、莱菔子、芒硝等，虚胀者可加黄芪、附子、肉桂等。艾灸：脾肾阳虚者，宜灸不宜针，可取关元、神阙、中极等穴，行隔姜灸或隔附子饼灸，以理气宽中，或于腹部行热敷、盐熨、葱熨等，温阳利水。针对患者腹胀小便不利，可隔姜灸足三里、中脘、神阙等穴位，或热敷腹部。

（三）疑难点讨论

责任护士小廖：

患者对西医治疗比较排斥，口服中药自觉难以下咽，配合度不佳。针对臌胀患者，中医外治法疗效比较明显，可选择穴位贴敷治疗。臌胀常选神阙、中脘、足三里、关元、气海、水分、期门等穴。神阙即脐，位居腹部正中央。脐为冲脉之所系，元气归藏之根，有五脏六腑之本，真气往来之门户。中药穴位贴敷通过药物刺激穴位，经皮肤细胞间隙吸收直达病所，能够通过"腧穴—经络"系统及体液循环系统激发经气从而调节经脉、脏腑功能，达到攻水逐饮的目的，同时由穴位产生的良性刺激能改善肝肾功能，促进机体功能恢复正常。

主管护师小唐：

确实，在臌胀患者治疗中，中医外治法具有一定的优势。目前西医对肝硬化腹水治疗主要以针对病因和对症支持的综合治疗为主，主要包括限钠、利尿、核苷类似物、抗肝纤维化药物、血管活性药物、输注白蛋白等。西医治疗短期内疗效尚可，但是容易出现并发症导致预后不佳，许多终末期患者身体素质差，难以承受腹腔穿刺及其他手术治疗。内服利水消肿中药具有确切疗效，但是患者肝硬化伴门脉高压时常有胃肠道淤血及消化功能减退，不利于药物吸收，并且患者常常难以坚持长期口服中药，此时运用中医外治法可弥补这些缺陷。目前透皮给药系统及促渗透技术发展为中医外治法的发展提供了很好的理论与技术支持。以中药穴位贴敷基础理论为指导，结合中药作用于腧穴，通过经络作用于机体，调整机体阴阳平衡，从而预防和治疗疾病。通过中药穴位贴敷联合透皮治疗系统，可以使药物刺激穴位产生周围刺激作用和经络调节作用，具有无首过效应、血药浓度稳定、毒副作用小、疗效好、使用方便等优点，在消化系统疾病中得到广泛应用。

责任护士小廖：

在中医治疗中，我们可以根据患者的实际情况，为患者选择合适的治疗方式。现在哪位老师可以跟我们梳理下患者的相关护理措施呢。

（四）护理宣教

护师小陈：

1. 生活起居护理。患者应卧床休息，病情轻者可适当进行床上活动，以促进气血运行，保持舒适的体位。患者大量腹水，伴腹胀，卧床时尽量采取半卧位，以减少呼吸困难，必要时给予氧气吸入，注意防止压疮的发生。指导患者安心静养，注意节省言语以养气，节欲保精而护肝肾。做好皮肤护理：注意保持皮肤清洁，定期用温水擦身，避免擦伤、抓伤皮肤，防止皮肤破溃。保持床单元清洁干燥，背部水肿患者，注意保护局部皮肤。指导患者养成良好的卫生习惯，做好口腔护理，禁止抠鼻、剔牙，防止出血。躁动不安者，床边加护栏，保持大便通畅。

2. 饮食护理。饮食以营养丰富、易消化、无渣、少渣的食物为宜，少食多餐，忌辛辣、煎炸、粗糙、硬固、生冷、荤腥食物，忌饮酒，避免接触或食用对肝脏有害的毒性物质，避免吃产气的食物，如牛奶、豆类、南瓜、薯类及过甜的食物。水与钠盐的摄入：适当控制饮水量，腹水严重者，应严格控制水、钠盐的摄入，每日饮水量一般不超过 1000ml，食盐控制在 2g/d 以下。服用利水、峻下逐水中药或长期使用西药利尿剂的患者，应注意水和电解质平衡，适当多吃含钾量高的食物，如蘑菇、香蕉等。辨证施食：脾肾阳虚者，可食黄芪粥、党参粥、核桃仁粥等健脾益肾之品，辅以扁豆、山药、莲子、龙眼、大枣等，忌生冷瓜果。中医认为药食同源，《验方新编·卷十八·臌胀部》中记载药膳方雄鸭可作为主料治疗臌胀。

3. 情志护理。向患者宣讲臌胀的有关知识，介绍成功的病例，增强患者战胜疾病的信心。关心体贴患者，对患者态度和蔼可亲，多与患者交谈，给予安慰、同情及鼓励，讲明本病的发生、发展、转归与情志的关系，消除患者易怒、烦躁、忧虑、恐惧的心理，改善其身心状态，鼓励其积极配合治疗。

4. 用药护理。肝肾阴虚者，汤剂宜凉服。

责任护士小廖：

在健康指导中应注意指导患者调节情志，保持乐观的情绪，避免抑郁恼怒。饮食有节，忌饮酒，注意营养。生活起居有常，避免劳倦，适当锻炼，如散步、练习太极拳等，以增强抗病能力。避免接触疫水，远离疫区。生活在血吸虫疫区者，注意防止再感染。

护士长：

患者是我们科的老病人，每年都会入院 2 次或 3 次，大家在护理过程中，有没有察觉到患者的情绪逐渐在改变，变得闷闷不乐、寡言少语了？这与她所患疾病是息息相关的，肝硬化病程长，患者常常有疲乏、食欲改变、胁肋不适、胃部不适、情绪改变、腹胀等不适，在当今的"生物—心理—社会"医学模式下，医学正在从单纯的生物医学转变为身心医学。我们在临床诊治过程中也发现，慢性肝病患者经常出现情绪改变，且常被诊察者忽略。中医藏象学说是研究人体各脏腑生理功能和病理变化及其相互之间关系的学说。肝的生理功能，一为疏泄，二为藏血，特点是体阴而用阳。肝有疏通、条达、升发、宣散、畅泄等综合的生理功能。肝的疏泄功能主要表现在调节精神情志，促进消化吸收，维持气、血、津液的运行等方面。在中医理论中，人的精神情志活动，除了由心主宰外，还与肝的疏泄功能密切相关。肝的疏泄功能正常，人体的精神、情志活动就能协调，主要表现为精神愉快、心情舒畅、理智灵敏等。若肝的疏泄功能减退，人体气机将受到阻滞，可出现情绪低落、多疑思虑等。肝的疏泄功能直接影响气的升降出入，肝疏泄正常，则气机调畅，气血调和，脏腑功能正常。"气行则血行"，气滞血瘀，津液的输布亦有赖于气的正常运行。因而针对慢性肝病患者，其精神情志是值得我们重点关注的。

四、查房小结

责任护士小廖：

今天针对臌胀的护理查房，我们不仅学习了相关的疾病辨证、护理措施、症候护理等，针对患者的具体情况，我们还讨论了对其的个性化中医护理方案，学习了中医外治法、情志护理在该病治疗中的作用，谢谢大家参与。

参考文献

[1] 管理勤，顾莉华，黄怡寒，等. 肝硬化鼓胀患者的辨证治疗与特色护理 [J]. 解放军护理杂志，2017，34（21）：51－52.

[2] 黄芹，朱晓宁，汪静. 肝硬化中医治疗进展 [J]. 山西中医，2017，33（1）：57－58，60.

[3] 蒋鑫，李秀云. 李秀云运用穴位贴敷法治疗鼓胀经验 [J]. 中医药临床杂志，2020，32（10）：1842－1845.

[4] 周倩倩，邢枫，张雅丽，等. 中医护理肝硬化腹水研究进展 [J]. 河南中医，2021，41（4）：641－644.

[5] 徐桂华，张先庚. 中医临床护理学 [M] 北京：人民卫生出版社，2017.

[6] 孙秋华. 中医护理学 [M]. 北京：人民卫生出版社，2017.

[7] 陈佩仪. 中医护理学基础 [M]. 北京：人民卫生出版社，2017.

[8] 张声生，王宪波，江宇泳. 肝硬化腹水中医诊疗专家共识意见（2017）[J]. 临床肝胆病杂志，2017，33（9）：1621－1626.

[9] 李德萍. 浅谈鼓胀的中医特色护理 [J]. 安徽卫生职业技术学院学报，2018，17（1）：60－61.

[10] 侯辰阳. 情志干预在慢性肝病治疗应用的探讨 [J]. 中医临床研究，2019，11（20）：62－64.

[11] 张伯礼，吴勉华. 中医内科学 [M]. 北京：中国中医药出版社，2017.

[12] 陈香政，黄周绪，胡志晓. 实脾消水散外敷联合西药治疗脾肾阳虚癌性腹水随机平行对照分析 [J]. 齐齐哈尔医学院学报，2019，40（11）：1367－1369.

案例十七 痔 病

【查房内容】痔病的病情观察及护理。
【查房形式】三级查房。
【查房地点】病房、学习室。
【参加人员】护士长 1 人、主管护师 2 人、护师 3 人、护士 2 人、实习护士 2 人。

一、病例概述

责任护士小廖：

痔是直肠末端黏膜下和肛管皮下的静脉丛发生扩大、曲张所形成的柔软的静脉团，或肛管下端皮下血栓形成或增生的结缔组织，又称痔疮。根据发病部位的不同，又可分为内痔、外痔和混合痔。发生在肛门齿状线以上的为内痔，发生在齿状线以下的为外痔，两者同时发生则为混合痔。痔疮是一种常见病、多发病，发病率占肛门直肠疾病的首位，不同年龄与不同性别人群皆可发生，故常有"十人九痔"之说。《丹溪心法》记载："痔者皆因脏腑本虚，外伤风湿，内蕴热毒，以致气血下堕，结聚肛门，宿滞不散，而冲突为痔也。"《医宗金鉴》记载："痔疮形名亦多般，不外风湿燥热源。"这指出脏腑虚弱是痔发生的基本因素，感受风湿燥热邪气是痔发生的重要原因。中医认为，久坐、久站、久泻、久秘、久咳，或竭力负重、妊娠生育等致气血纵横，浊气瘀血，流注肛门，结聚成块而成痔。饮食不节，过食辛辣，燥热内生，气迫血淤则肿痛。粪便潴留，刺激局部引起炎症，内痔脱出肛外，受括约肌夹持，静脉回流受阻，但动脉血仍不断输入，使脱出的内痔充血，体积不断增大，直至输入的动脉血被压以致血淤形成。我们今天查房的患者就患有混合痔。

护士长：

黄阿姨，您好！今天我们就您的病情进行一次护理查房，目的是让大家学习疾病的护理及治疗相关知识，提升护理水平，同时您也可以了解到更多对您疾病有利的信息，查房可能需要耽误您半个小时左右，其间可能还会需要您的配合，您看可以吗？

患者黄阿姨：

好的，这么多老师来看我，我很高兴，全力配合。

护士长：

太感谢您了，下面就请我们的责任护士小廖汇报一下患者的病史。

责任护士小廖：

20床患者，黄阿姨，55岁。因"反复便时肛门肿物脱出1年"入院，患者 9^+ 月前用力排便时出现肛内肿物脱出，脱出后可自行回纳，近9月上述症状逐渐加重，门诊拟以"痔病"收入我科住院治疗。

入院时生命体征：体温36.3℃，心率72次/分，呼吸18次/分，血压130/75mmHg，血氧饱和度98%，血糖7.0mmol/L。入院后完善相关辅助检查。胸部CT提示右肺中叶及左肺上叶少许条索灶，扫及肝内低密度影，囊肿？其他？入院中医诊断：痔病，湿热下注。西医诊断：混合痔，肛乳头肥大。

患者完善术前准备后于入院后第二日在局麻下行混合痔、肛乳头切除术，内痔注射术，自动弹力线痔疮套扎吻合术。术后给予心电监护，吸氧，予口服卡络磺钠片10mg，3次/天，止血；氯诺昔康注射液4mg静脉滴注，1次/天，止痛。予以普通电针针刺关元、气海、中极及双侧三阴交、阴陵泉，以清利湿热、通调气血、疏导膀胱气机而通利小便。予以艾灸气海、关元理气止痛，温经通脉。予以中药薰洗清热解毒后，用复方多粘菌素B软膏（孚诺）联合重组牛碱性成纤维细胞生长因子凝胶（贝复新）换药，微波治疗联合红光照射肛周促进药物吸收，热敷小腹，中药穴位贴敷通利小便。

二、病例讨论

（一）病因病机

护士长：

了解了患者的病史后，我们首先来梳理一下该病的发病原因。

护师小谢：

痔病的病因主要与外感、劳累过度、饮食不节、情志内伤、妊娠多产、大便失调等因素有关。

1. 外感。外受风、湿、燥、热之邪，伤及津液，津乏便秘、瘀血浊气阻于魄门，发生痔疾。

2. 劳累过度。久坐久立，负重远行，气血暗耗，血行不畅，房劳过度，损伤阴精，经络瘀阻等均可引发本病。

3. 饮食不节。饮食过多、过饱或过食肥腻、炙煿、辛辣之品，容易生湿积热，湿热下注肛门，则肛门充血灼痛，引发为痔。

4. 情志内伤。郁怒、忧伤，久郁化火，脏腑气机失调，生湿生热，湿热下注肛门，则发为痔。

5. 妊娠多产。妇人孕产，产时用力过度，或产后血虚津亏，肠燥便结，均可引发本病。

6. 大便失调。体内素有湿热，腑气不通，便秘难下；或泄泻日久，气机逆乱，气血不畅，阻于肛门脉络。患者患病的原因跟长期便秘有关。

（二）症候分型

护士长：

谢老师说得挺全面的，了解了病因病机，大家还记得痔病的辨证分型有哪些吗？

护师小邹：

1. 内痔。

1）风热肠燥。大便带血、滴血或喷射状出血，血色鲜红，大便秘结或有肛门瘙痒感，舌红，苔薄黄，脉数。

2）湿热下注。便血色鲜红，量较多，肛内肿物外脱，可自行回纳，肛门灼热，重坠不适，苔黄腻，脉弦数。

3）气滞血瘀。肛内肿物脱出，甚或嵌顿，肛管紧缩，坠胀疼痛，甚则内有血栓形成，肛缘水肿，触痛明显，舌质红，苔白，脉弦细涩。

4）脾虚气陷。肛门松弛，内痔脱出不能自行回纳，需用手还纳，便血色鲜或淡，伴头晕，气短，面色少华，神疲自汗，纳少便溏，舌淡，苔薄白，脉细弱。

2. 外痔。

1）湿热下注。便后肛缘肿物隆起不缩小，坠胀明显，甚则灼热疼痛，便秘溲赤，舌红，苔黄腻，脉滑数。

2）血热瘀结。肛缘肿物突起，其色黯紫，疼痛剧烈难忍，肛门坠胀，伴口渴便秘，舌紫，苔薄黄，脉弦涩。

今天我们所查的患者的辨证分型属湿热下注，治疗上应清热利湿止血。

三、中医护理分析

（一）疑难点讨论

实习护士小周：

老师，什么是食疗？有哪些中药或食物可以清热利湿止血？

主管护师小唐：

食疗即利用食物来调节机体各方面的功能，使其获得健康或愈疾防病的一种养生方法。通常认为，食物是为人体提供生长发育和健康生存所需的各种营养素的可食性物质。也就是说，食物最主要的是营养作用。其实不然，中医很早就认识到食物不仅能提供营养，还能疗疾祛病。近代医学家张锡纯在《医学衷中参西录》中指出，食物"病人服之，不但疗病，并可充饥；不但充饥，更可适口，用之对症，病自渐愈，即不对症，亦无他患"。隋唐时期有很多食疗专著问世，如孙思邈的《千金药方》卷二十四专论食治，他主张"为医者，当晓病源，知其所犯，以食治治之，食疗不愈，然后命药"。明代李时珍的《本草纲目》收载了谷物、蔬菜、水果类药物300余种，皆可供食疗使用，食疗养生学得到了全面的发展。根据患者的辨证分型，可选择以下食材及食疗方：

1. 常用的中药和食物：①中药：黄连、黄芩、地黄、赤芍、当归、槐角、槐花、栀子、淡竹叶、知母、芦荟、鱼腥草、荆芥穗、茯苓、车前草、三七、白及、茜草、鲜白茅根、车前子、积雪草、越橘、地榆炭、生荷叶、生艾叶、生柏叶、生地黄等。②食物：猪大肠、阿胶、薏苡仁、赤小豆、丝瓜、藕、菜花、绿豆、小米、野菊花、金银花、鲜青果等。

2. 食疗方：苦丁茶、栀子粥、淡竹叶粥、决明子菊花茶、鱼腥草猪肺汤、马齿苋绿豆汤、百合知母汤、赤小豆粥、拌马齿苋鱼腥草、茯苓芡实粥、车前草煲猪小肚、茯苓车前子粥、赤小豆鲫鱼汤、积雪草蒸草鱼、清热荷叶汤、三七鸡蛋羹、白及粥等。

护士长：

唐老师讲解得挺详细，同学听得也非常认真，接下来请叶老师根据患者现在存在的护理问题提出相应的护理诊断。

护士小叶：

1. 疼痛，与湿热下注、气滞血瘀有关。

2. 出血，与热伤肠络有关。

3. 便秘，与饮食不当、排便习惯不当、肠腑传导失司有关。

4. 焦虑，与排便时剧烈疼痛、便血，担心疾病预后有关。

5. 潜在的并发症（贫血），与便血日久不愈、失血过多有关。

护士长：

针对贫血我们有什么特别的食疗方呢？

护师小李：

贫血的患者可食用五红汤，它具体的配方为：枸杞子 50g，大枣（去核）60g，红豆 40g，红衣花生 30g，红糖 10g。将上述药物混合，加 1000ml 清水浸泡 30 分钟后，水煎至 200ml。五红汤为民间常用的经验食疗方，该方基于五脏相关、气血同源、阴阳互根的理论，认为气虚不能生血、血虚不能化气、气虚者阳渐衰、血虚者阴渐亏。此汤中，枸杞子补肾益精血，现代研究亦证实枸杞中的主要成分枸杞多糖可增强机体免疫功能；红枣味甘、性平，能补脾益气血，改善血虚萎黄，红枣中的多糖成分能促进造血功能；红豆性平、味甘酸，被李时珍称为"心之谷"，赤入心，形似肾，可清心养神、健脾益肾；花生味甘、性平，有益气健脾、补血止血等功效，花生衣能抑制纤维蛋白的溶解，增加血小板的含量和改善血小板的质量，促进血小板新生，加强毛细血管的收缩功能，同时还能促进骨髓造血功能；红糖性温、味甘、入脾，具有益气补血、健脾暖胃、缓中止痛、活血化瘀的功效，能渐复正气，提高机体免疫力，并有助改善贫血，提升白细胞数量。上述五味药物同用，共奏益气健脾、养血补血之功，因此，常用于贫血的预防和治疗。

（二）护理措施

护士长：

感谢李老师对我们进行知识拓展，俗话说得好，"三分治疗，七分护理"，根据叶老师提出的护理诊断，我们又应该采取哪些护理措施呢？

主管护师小陈：

护理措施主要包括以下内容：

1. 病情观察，了解患者有无排便困难和肛门疼痛，观察疼痛部位、性质、强度、伴随症状和持续时间；了解患者便血时是大便表面带鲜血，或是便后滴血、喷血，便血量，有无黏液；便血发作的次数，是否伴有头晕、乏力等症状；了解患者排便后肛门有无肿块脱出，能否自行回纳，是否需用手还纳。询问患者肛门是否有瘙痒感，是否有肿物嵌顿史；观察痔核的大小、表面是否糜烂或坏死；观察患者的生命体征变化。若便血量多出现面色苍白、脉搏加快、血压下降、心悸等，及时报告医生，协助处理。

2. 生活起居护理。保持病室的空气新鲜，环境安静整洁，湿温度适宜；协助患者取舒适体位，避免久坐、久站；劳逸适度，出血量较多伴有贫血的患者卧床休息，减少活动，穿干净、柔软、宽松、透气性好的纯棉内裤，不宜穿化纤内裤；使用柔软的手纸，以免局部摩擦引起疼痛不适，便后用温水清洗并坐浴；保持大便畅通，排便时勿久蹲及努挣。可指导患者进行腹部穴位按摩：一般选择在入睡前或清晨进行，按摩时患者不宜过饱或过度饥饿，取平卧位，双腿屈曲，护士一手掌放于患者肚脐上方，除拇指外，用另外四指的指腹沿结肠进行按摩，当按摩到左下腹时，可适当增加力度，每次按摩约 5 分钟；然后揉中脘穴、双侧天枢穴、气海穴各 30 次；最后予上巨虚穴按 3 秒后再揉 30 次，使便意能够产生，促进排便。遵医嘱给予艾箱灸：取气海、三阴交、足三里等穴。给予耳穴压豆：取直肠、大肠、脾、胃、皮质下等穴进行耳穴压豆，主要是对穴下神经进行刺激，使自主神经反射和副交感神经兴奋得到提高，从而促进肠蠕动，促进排便。

3. 饮食护理。建立良好的饮食习惯，饮食要有规律，定时定量，荤素搭配合理；宜多吃蔬菜、水果，多饮水，少食辛辣、香燥、荤腥、刺激性食物及肥腻之品，如肥肉、鱼虾、辣椒、酒等。

4. 情志护理。患者因反复便血或疼痛，可对排便产生恐惧、焦虑等情绪，护士应耐心向患者做好解释工作，使其增加对疾病的了解，消除恐惧心理。指导家属多鼓励、安慰患者，增强其战胜疾病的信心。对易焦虑的患者，可指导其进行冥想放松，听《高山流水》《渔舟唱晚》等曲目。

（三）症候护理

主管护士小陈：

1. 疼痛。协助患者取舒适体位。给予中药熏洗：湿热下注者，用中药清热利湿剂熏洗坐浴后，再用消毒纱布涂消痔膏适量，轻轻按揉将痔疮复位，肛塞消痔锭，以清热消肿、止痛止血。可选神门、交感、皮质下、肛门、直肠等穴耳穴压豆，每次选 2 或 3 个穴位，3~5 日更换 1 次。艾灸：取神阙、天枢、气海等穴进行艾灸。指导患者采用放松疗法，进行缓慢呼吸、放松全身肌肉、听舒缓的音乐。遵医嘱取足三里、承山等穴进行穴位按摩。

2. 出血。中药外用，如用云南白药、外用肛门栓剂、软膏涂抹患处；艾灸，灸足三里、中脘、气海、长强等穴；指导患者卧床休息，改变体位时宜缓慢，避免剧烈活动；保持肛门及会阴部清洁；遵医嘱给予中药熏洗。

（四）护理宣教

护士长：

患者拟订于两日后出院，下面请我们的实习护士小白来给患者讲解出院后应该注意些什么？

实习护士小白：

患者主要需要注意三方面的内容：

1. 生活起居。

1）起居有常，劳逸适度，经常锻炼身体。避免坐于过热、过冷之处及潮湿的物体或地面上。

2）保持肛门及会阴部清洁，每日便后及每晚用温水清洗。避免肛门局部刺激，便纸宜柔软。不穿紧身内裤，勤换内裤，选择棉质宽松的内裤。

3）养成定时排便的习惯，便秘时可绕脐周顺时针按摩腹部，每次 20～30 圈，每日 3 次。

4）避免增加腹压，避免用力排便、咳嗽、久站、久坐、久蹲等。

5）可练习提肛运动，有助于瘀血消散，升提中气。方法：深吸气时收缩并提肛门，呼气时将肛门缓慢放松，一收一放为 1 次。每日晨起及睡前各做 1 遍，每遍做 20～30 次。

2. 饮食指导。

1）湿热下注证：宜食清热利湿的食品，如菜花、赤小豆、绿豆、薏苡仁、小米等。

2）便血者应进软食、多饮水，多吃蔬菜水果及补血之品，忌粗糙、坚硬食品。

3）忌食辛辣、刺激、肥甘的食品，术后初期避免进食产气食品。

3. 情志调理。保持心情舒畅，避免烦躁、恐惧等不良情绪干扰。

护士长：

谢谢小白同学，出院指导非常详细，黄阿姨，您知道出院后需要注意些什么了吗？

患者黄阿姨：

知道了，之前不是很清楚，现在听了大家的讲解我大概清楚了。

四、查房小结

护士长：

这次查房我们主要回顾了混合痔的相关内容，包括疾病的发病机制、辨证分型、护理诊断等，重点学习了混合痔的护理措施及出院指导，延伸学习了贫血的食疗方。查房过程中同学和老师发言都挺积极，感谢各位老师及同学的积极参与，特别感谢黄阿姨的配合！您还有什么不明白或者需要我们帮忙的吗？

患者黄阿姨：

没有了，感谢各位老师的细心讲解，让我收获不少知识！

护士长：

黄阿姨，您好好休息，我把呼叫器放在您的床头，有需要就呼叫，我们也会随时巡视病房，感谢您的配合！

参考文献

[1] 张旭玲. 中药熏洗治疗联合肛肠科优质护理在混合痔术后临床疗效观察 [J]. 中医临床研究，2020，12 (13)：10－13.

[2] 潘亦桦. 耳穴压豆联合疼痛护理在混合痔患者手术中的应用 [J]. 护理实践与研究，2020，17 (12)：56－58.

[3] 闫丽，岳水娴，惠红梅. 情志护理结合音乐疗法对混合痔患者术后疼痛的影响 [J]. 检验医学与临床，2020，17 (5)：149－150.

[4] 徐艳秋. 中医特色护理在混合痔围术期疼痛干预中的应用效果 [J]. 护理实践与研究，2020，17 (13)：118－122.

[5] 徐桂华，张先庚. 中医临床护理学 [M]. 北京：人民卫生出版社，2017.

[6] 张秋华. 中医护理学 [M]. 北京：人民卫生出版社，2017.

[7] 陈俊欧. 中医护理在痔疮手术后便秘患者中的应用价值分析 [J]. 基层医学论坛，2021，25 (3)：25－28.

案例十八　肛　漏

【查房内容】肛漏的病情观察及护理。

【查房形式】三级查房。

【查房地点】病房、学习室。

【参加人员】护士长1人、主管护师2人、护师4人、护士3人、实习护士2人。

一、病例概述

责任护士小陈：

今天，我们对3床患者李师傅进行一次护理查房。李师傅您好！我们现在要对您进行一次护理查房，需要您配合，可以吗？

患者李师傅：

可以的，我全力配合！

责任护士小陈：

好的，谢谢您！首先，由我来先给大家汇报病史。3床李师傅，男，41岁。因"肛周硬结形成6月，破溃溢脓5天"入院，6月前患者反复腹泻2天后出现肛周硬结，饮食不节易致腹泻，大便呈稀糊状，2～4次/天，腹泻可自行缓解，腹泻后硬结增大，不伴有肛周疼痛，无便血，无脓血便、畏寒发热，无腹痛等不适，未做特殊处理，5天前因腹泻出现硬结肿大并自行破溃溢脓，无发热畏寒，无腹痛、黏液脓血便，到我院急诊就诊，急诊拟以"肛周脓肿，肛瘘"收入我科住院治疗，患者于今日办理入院。患者有高血压病20⁺年，口服缬沙坦80mg，qd，比索洛尔5mg，qd，氨氯地平5mg，qd，控制血压，血压控制良好。个人史：社交喜饮酒，吸烟30年，15支/天，无药物依赖，无特殊不良嗜好。

入院时生命体征：体温 36.4℃，心率 80 次/分，呼吸 17 次/分，血压 135/85mmHg，血氧饱和度 98%，血糖 7.2mmol/L。入院后完善相关辅助检查，血常规+hs−CRP 提示：淋巴细胞百分比 16.0%，淋巴细胞计数 $1.03×10^9$/L，白细胞百分比 79.2%。胸部 CT 提示右肺上叶尖段、中叶内侧段及左肺上叶舌段少许慢性炎变；扫及肝内小囊肿可能。经直肠三维超声检查提示：肛瘘，瘘管方位 6 点；内口方位 6 点。瘘管位置在内、外括约肌间隙；瘘管宽度 0.21cm。距肛缘距离 1.6cm。中医诊断：肛漏，湿热下注。西医诊断：低位肛瘘，混合痔，高血压病。

完善相关检查，患者于入院后第二天在局麻下行肛瘘切除术＋内痔注射术＋混合痔外剥内扎术。术后安置心电监护，吸氧，予头孢曲松钠 2g 静脉滴注，1 次/天，抗感染，镇痛泵镇痛；口服地奥司明片 2 片，2 次/天，消肿；口服谷氨酰胺肠溶胶囊 3 粒，3 次/天，调整肠道功能。红光照射肛周促进药物吸收，普通电针针刺关元、气海、中极及双侧三阴交、阴陵泉以清利湿热、通调气血、疏导膀胱气机而通利小便，艾灸气海、关元理气止痛。每日便后换药。现在患者是术后第二天。

二、病例讨论

（一）病因病机

护士长：

我们先来回顾下什么是肛漏。肛漏是一种由肛门周围肉芽肿性的异常通道导致的常见肛肠疾病，是直肠或肛管与肛门周围皮肤相通所形成的瘘管。其以局部反复流脓、疼痛、瘙痒为主要症状。肛漏多是肛痈的后遗症，发病年龄不限，但以 20~40 岁青壮年居多，男性多于女性。肛漏一般由原发性内口、瘘管和继发性外口三部分组成，也有仅具内口或外口者。内口为原发性，绝大多数在肛管齿状线处的肛窦内；外口为继发性，在肛门周围皮肤上，常不止一个，临床上分为化脓性和结核性两类。

责任护士小陈：

感谢护士长，是不是青壮年都易患肛漏？形成肛漏的原因有哪些呢？我们今天查房的患者的病因又是什么呢？

（二）证候诊断

护士小周：

肛漏主要由肛周脓肿溃后及虚劳久嗽，肺肾两虚所致。

1. 肛周脓肿溃后。肛周脓肿溃后，余毒未尽，蕴结不散，血行不畅，疮口久不愈合，日久成漏。

2. 虚劳久嗽，肺肾两虚。虚劳久嗽，肺肾两损，邪乘下位，郁久肉腐成脓，溃后成漏。我们今天查房患者的病因就是虚劳久咳。

责任护士小陈：

有哪些辨证分型呢？

护师小李：

1. 湿热下注。肛周常流脓液，脓质稠厚，肛门胀痛，局部灼热，肛周有溃口，按之有索状物通向肛内，由于脓液或分泌物的刺激，肛门皮肤瘙痒，尤其是在排便时疼痛加重，舌红，苔黄腻，脉弦或滑。

2. 正虚邪恋。肛周流脓液，质地稀薄，肛门隐隐作痛，外口皮色暗淡，肛周有溃口，按之质较硬，或有脓液从溃口流出，且多有索状物通向肛内，伴有神疲乏力、舌淡、苔薄、脉濡。

3. 阴液亏损。肛周溃口，外口凹陷，漏道潜行，局部常无硬索状物扪及，脓出稀薄，可伴有潮热盗汗、心烦口干、舌红、少苔、脉细数。

主管护师小唐：

辨证又分虚实，如局部可扪及硬索状物，外口呈凸形，脓水较稠厚，或伴有口干、发热、便秘、尿赤、苔黄、脉弦数等症状者为实证；而局部无硬索状物，外口呈凹形，疮口为潜行性，脓水稀薄，伴有虚热、盗汗、舌质淡红、脉细数等症状者为虚证。

三、中医护理分析

（一）主要护理问题

责任护士小陈：

根据患者存在的问题，我们可以提出哪些护理诊断呢？

护师小谢：

1. 疼痛，与炎症、肿胀、便秘有关。

2. 焦虑，与病程长、担心预后有关。

3. 发热，与湿热内蕴有关。

4. 潜在并发症：继发感染、假性愈合、肛门失禁、脑梗死。

责任护士小陈：

根据提出的护理诊断，我们应该给予患者哪些护理措施呢？

护师小廖：

1. 病情观察。观察肛周瘘口流出脓液的色、质、量、气味，观察疼痛的部位、性质、程度、持续时间等，观察肛门瘙痒程度，观察有无大便失禁现象，观察有无发热、贫血、消瘦和食欲不振等全身症状。

2. 生活起居护理。保持病室整洁、安静，凉爽通风，光线充足，湿温度适宜；患者因瘘管不断排出脓液，做好皮肤护理，并要经常换洗、晾晒床单和被褥，保持床单元清洁干燥，防止皮肤发生湿疹、糜烂等并发症；指导和帮助患者养成良好的生活习惯，定时排便，勿久蹲久坐，便后坐浴，坐浴时采取半蹲位。

3. 饮食护理。宜进食清淡、易消化、含纤维素较多的食物，如白菜、芹菜等，忌辛辣刺激、肥甘油腻及海腥发物，如辣椒、烟酒、肥肉、鱼虾蟹等。待患者排便后嘱患者食用薏米粥、莲子粥以促进消化，同时指导患者每日补充维生素B，多喝水以防止便秘。湿热下注者，可食清热利湿之品，如西瓜、黄瓜、冬瓜、赤小豆等，食疗方可选用粟米粥。

4. 情志护理。肛漏多因肛周脓肿溃后久不收口所致，因患病时间长，患者常烦躁、易怒，对手术及治疗效果存有疑虑、害怕等情绪，护士应耐心向患者做好解释工作，介绍与疾病相关的知识，使其增加对疾病的了解，增强治愈的信心。疼痛不适时，可指导患者多听些舒缓的音乐，观看喜剧类电视节目，或与家人及病友聊天，以分散注意力。

5. 用药护理。大便后遵医嘱用中药熏洗；选择适宜的引流条，如油纱条、药捻等，保持创口引流通畅；瘘管切开或挂线后改用生肌散纱条或生肌玉红膏纱条换药至收口，换药时操作轻巧，避免或减轻疼痛。

6. 疼痛的对症护理。

1）心理护理：护士在术后积极与患者进行沟通，告知患者术后疼痛原因和干预手段，使患者全面了解创面疼痛的相关知识，减少患者紧张、焦虑等不良心理反应。患者疼痛明显时，护士在病房内播放音乐和娱乐节目以分散其注意力，同时指导患者进行呼吸锻炼以缓解紧张情绪和松弛切口周围肌肉。

2）穴位按摩：可用两手拇指同时按压三阴交、足三里、内关和合谷等穴位，每个穴位按压 1 分钟左右以缓解疼痛。

3）中药熏洗：可选野菊花、蒲公英、苦参、黄柏等用沸水冲泡，先熏后洗，用于手术前后缓解症状。亦可用苦参汤加减，煎水稍凉熏洗，每次 20～30 分钟，每日 1～2 次。

4）中药外敷：肛漏急性期局部肿痛者，可选用拔毒膏、金黄膏等，具有消肿止痛的作用。

5）耳穴压豆：可取肛门、直肠、交感、神门、皮质下、三焦等穴，每次选 2～3 穴，每日按压数次，3～5 日更换 1 次。

6）提肛训练：术后 2 日，护士指导患者做提肛训练。患者平卧，双腿屈曲分开，吸气时肛门持续收缩 30 秒，呼气时放松肛门 30 秒，以 10 次为 1 组，每天练习 5 组，并逐渐增加训练强度和时间，训练时指导家属轻按患者臀部以减少疼痛反应。

主管护师小钟：

李师傅患高血压病 20$^+$ 年，平日口服缬沙坦 80mg，qd，比索洛尔 5mg，qd，氨氯地平 5mg，qd，控制血压，李师傅您还应该注意以下几点：

1. 饮食。限制钠盐摄入，每日钠盐摄入量应低于 6g（建议使用可定量的盐勺），少吃含钠较高的食品，如火腿、咸菜、豆瓣酱、腊肉等。

2. 合理运动。根据年龄和血压水平选择适宜的运动方式，可选择步行、慢跑、游泳、太极拳、八段锦等，活动计划包括三个阶段：5～10 分钟的热身活动，20～30 分钟的有氧运动，5 分钟的放松阶段。

3. 用药指导。强调长期药物治疗的重要性，告知不能擅自停药，如果突然停药，可导致血压突然升高引起心脑血管意外。

4. 血压监测：教会患者和家属正确的血压监测方法，定期到门诊随访，低危或中危者，每 1～3 个月随诊 1 次，高危者，至少每个月随诊 1 次。

责任护士小陈：

钟老师补充得非常到位，护理措施里面提到穴位按摩，有没有哪位同学知道穴位按摩的频率和方法？

实习护士小肖：

穴位按摩时用拇指点压，以有酸胀感为宜，采用三揉一按的手法进行，每穴 1～2 分钟，每日数次，疼痛时进行效果更好。

实习护士小张：

老师，耳穴压豆真的可以止痛吗？应该怎么操作呢？

护师小王：

可以止痛，耳穴疗法是指在耳廓穴位用针刺或其他方法刺激耳穴，以治疗疾病的一种方法。耳穴压豆法是耳穴疗法中常见的一种，是我国传统的以中医学理论为依据，通过物理刺激耳廓穴位来防治疾病的中医疗法，此疗法有调节阴阳、舒经活络、调和气血、通畅气机、宁心安神的功效，是一项简便易用的传统医疗技术，具有治病范围广、操作简便、效果良好、不良反应少、经济等优点和刺激效应稳定、持久、无创伤、灵活等特点。调查显示，耳穴压豆常用于临床的术后镇痛，且取得了良好的效果。耳穴压豆法是肛肠术后改善患者疼痛的一种新疗法，可选取耳穴包括肛门、直肠、交感、神门、皮质下、三焦，将耳穴贴贴敷在上述穴位，每个穴位每天按压 3~5 次，每次每穴按压约 1 分钟，刺激强度以压穴处感觉酸胀发热为宜，每天换药前后，或觉得切口疼痛时，可适当增加按压次数及按压强度，所贴耳穴留置 3 天，3 天更换一次。

责任护士小陈：

最后，也是患者最关心的问题，出院后应该注意些什么？现在哪位老师来告知患者出院后的注意事项有哪些呢？

护士小叶：

1. 生活起居。

1）保持肛周皮肤清洁、干燥。

2）勿负重、远行，防止过度劳倦。忌久坐、久立或久蹲，坐位时最好选用"O"形软坐垫。

3）术区结扎线完全脱落后在护士指导下行提肛训练。方法：深吸气时收缩并提肛门，呼气时将肛门缓慢放松，一收一放为 1 次；每日晨起及睡前各做 20~30 次。

2. 饮食指导。

饮食宜清淡、富含维生素之品，忌生冷、辛辣、刺激、肥甘之品。

1）湿热下注证：宜食健脾利湿的食品，如菜花、扁豆、冬瓜、粟米等。食疗方可选粟米粥。

2）正虚邪恋证：宜食扶正祛邪的食品，如大枣、木耳、藕、豌豆等。食疗方可选大枣滋补粥。

3）阴液亏虚证：宜食养阴生津的食品，如百合、银耳、核桃等。食疗方可选百合银耳羹。

3. 情志调理。保持心情舒畅，避免不良情绪刺激。疼痛不适时可听音乐、看电视，或与家属、病友聊天，以分散注意力。鼓励家属多陪伴，给予患者心理支持。

患者李师傅：

感谢老师，讲得非常详细！另外，我这两天有点失眠，中医有没有什么好的办法？我喜欢无创伤的，针灸就不要推荐了，我怕痛！

主管护师小唐：

给您推荐推拿法的其中之一——开天门。它是依靠操作者用两手十指作用于头面部穴位，运用各种手法进行推穴道、走经络的一种传统中医外治手法。开天门具有简便易行、安全易学的特点，被患者广为接受，是一种既可治疗，又可保健的自然疗法。开天门需要根据患者的体质强弱和病情的虚实，采取补泻手法。轻刺激的手法为补，重刺激的手法为泻，即所谓"轻揉为补，重揉为泻"；频率快的手法为泻，频率慢的手法为补，即所谓"急摩为泻，缓摩为补"；操作时间较长的手法为补，操作时间较短的手法为泻，即所谓"长者为补，短者为泻"。开天门对失眠者效果显著，主要选取印堂、太阳、头维、攒竹、睛明、鱼腰、丝竹空、承泣、迎香、地仓、颊车、下关、风池、百会等穴进行治疗。具体方法：用两手拇指轮流进行，反复推进 20 次，一般每日 1 次，每次 10～15 分钟，10 次为 1 个疗程。下来后，同学们可以两人一组相互训练。

四、查房小结

护士长：

今天的查房我们学习了肛漏的相关护理知识，主要学习了肛漏的概念、病因病机、辨证分型、健康宣教，其中重点学习了护理诊断及护理措施，拓展学习了中医推拿的开天门。相信通过今天的学习，老师和同学或多或少都有些收获。今天的查房到此结束，最后，感谢李师傅的配合！

责任护士小陈：

李师傅，今天打扰您了，非常感谢您的配合，希望我们今天的查房对您有所帮助，再次感谢您！

参考文献

[1] 李秦. 疼痛护理干预对肛瘘手术患者术后创面疼痛及预后的影响 [J]. 山西医药杂志，2021，50（9）：1575－1577.

[2] 孙利平，高鑫原，常彦祥，等. 针药结合配合耳穴贴压治疗小儿多发性抽动症临床研究 [J]. 国际中医中药杂志，2017，39（9）：803－806.

［3］利薇，潘海英. 耳穴压豆结合中医情志护理法对肛肠疾病术后疼痛效果分析［J］. 实用临床护理学电子杂志，2020，5（22）：56－57.

［4］徐云. 耳穴埋籽配合中药熏洗在肛肠疾病术后疼痛的应用观察［J］. 黑龙江中医药，2017，46（4）：60－61.

［5］卢立桂. 疼痛护理干预对肛瘘手术患者术后创面疼痛及恢复的影响［J］. 护理实践与研究，2018，15（12）：90－91.

［6］陈婷婷，徐芹，王伟. 分阶段健康教育对肛瘘患者术后自理能力及康复效果的影响［J］. 齐鲁护理杂志，2020，26（22）：59－61.

［7］张秋华. 中医护理学［M］. 4版. 北京：人民卫生出版社，2017.

［8］徐桂华，张先庚. 中医临床护理学［M］. 2版. 北京：人民卫生出版社，2017.

［9］陈佩仪. 中医护理学基础［M］. 2版. 北京：人民卫生出版社，2017.

案例十九　肛　裂

【查房内容】肛裂的病情观察及护理。
【查房形式】三级查房。
【查房地点】病房、学习室。
【参加人员】护士长 1 人、主管护师 2 人、护师 6 人、护士 3 人、实习护士 2 人。

一、病例概述

护士长：

肛裂是齿状线下肛管皮肤纵向全层裂开或形成的缺血性溃疡，典型表现为出血、疼痛、便秘，是肛肠外科常见病症，病情反复不易愈合，临床多以手术治疗为主。术后半个月内伤口不愈，常伴有疼痛、排便困难等症状，对患者的病情恢复及身心健康都有一定的影响。本病多见于 20～40 岁青壮年，女性多于男性。肛裂的部位一般在肛门前后正中线，尤以后正中线多见。位于前正中线的肛裂多见于女性。今天，我们就对一位肛裂的患者进行一次护理查房，希望通过今天的查房大家都有所收获。

责任护士小田：

王先生，您好！今天我们就您的病情进行一次护理查房，目的是让大家学习关于您病情的临床和护理知识，从中您也可以获得自己想要了解和掌握的注意事项，需要您的配合，您看可以吗？

患者王先生：

可以的。

责任护士小田：

感谢您的配合，首先由我汇报患者王先生的病史情况。

患者王先生，男，30 岁。因"反复肛门有物突起伴疼痛出血 3$^+$ 月"入院，3$^+$ 月前患者无明显诱因出现肛门有物突起，伴疼痛、便血，排便时肛门呈撕裂样疼痛，出血色鲜红，便后手纸带血，量少，无肛门潮湿、瘙痒，无肛门坠胀，无畏寒发热，无腹痛等不适，患者前往外院就诊，诊断为"混合痔、肛裂"，建议手术治疗，患者拒绝，予以外用药外擦后症状稍缓解，但之后上述症状反复发作。今为求进一步诊治来我院，门诊拟以"混合痔、肛裂"收入我科住院治疗。7 年前于我院行"大腿皮脂腺囊肿切除术"，否认肝炎、结核等传染病史，按时预防接种，接种药品不详，否认重大外伤史。无输血史，否认药物食物过敏史。否认抽烟、饮酒，无药物依赖，无特殊不良嗜好。

入院时生命体征：体温 36.5℃，心率 77 次/分，呼吸 18 次/分，血压 115/65mmHg，血氧饱和度 98%，血糖 7.0mmol/L。入院后完善相关辅助检查。血常规＋hs-CRP：白细胞计数 11.02×10^9/L，白细胞百分比 78.9%。胸部 CT 检查提示双肺散在几枚实性微小结节，多系纤维结节或炎性结节，双肺散在纤维条索。中医诊断：痔病，气滞血瘀。西医诊断：混合痔，肛裂，肛乳头肥大。

完善术前准备后于入院后第二天行混合痔外剥内扎术＋肛乳头切除术＋肛裂切除术＋自动弹力线痔疮套扎吻合术＋内痔注射术。术后予头孢呋辛抗感染，氯诺昔康注射液镇痛。予以口服卡络磺钠片止血，布洛芬缓释胶囊镇痛，地奥司明片消肿，复方谷氨酰胺肠溶胶囊调整肠道功能。中药熏洗肛周创面清热解毒，予营养粉调控大便。普通电针针刺关元、气海、中极及双侧三阴交、阴陵泉清利湿热、通调气血、疏导膀胱气机，通利小便。艾灸气海、关元理气止痛。每日便后换药，换药后予以红光照射及微波治疗肛周，促进药物吸收。目前患者是术后第二天。

二、病例讨论

（一）临床症状

责任护士小田：

小叶汇报得非常详细，那么肛裂的临床表现有哪些呢？

护师小李：

1. 疼痛。周期性疼痛是肛裂的主要症状。患者排便时，因肛门裂口内神经末梢受到刺激，可感到肛门灼痛、跳痛或刺痛，排便后疼痛停止或减轻，成为疼痛间歇期，时间一般持续 5 分钟左右；随后，又因括约肌痉挛收缩而产生剧烈疼痛，疼痛可持续数小时，常使患者坐卧不宁，难以忍受，直到括约肌疲劳松弛后，疼痛逐渐缓解，这一过程为肛裂疼痛周期。病情严重时，咳嗽、喷嚏都可引起疼痛，并向骨盆及下肢放射。

2. 便血。一般便血量少，色鲜红，血多附着于粪便及手纸上，时有少量滴血。

3. 便秘。大便干燥，排便困难，患者常因惧怕排便时的疼痛，有意识地抑制排便，以至粪便在肠内停留时间过久，水分被吸收而加重便秘，形成"便秘—疼痛—便秘"的恶性循环。

4. 瘙痒：肛门分泌物刺激肛周皮肤，导致肛周瘙痒。

护士小袁：

根据病程的长短及病情的轻重，常采用二期分类法：①早期肛裂，发病时间较短，创面底浅，色鲜红，边缘整齐，呈梭形，柔软且有弹性。②陈旧性肛裂：病程长，反复发作加重，溃疡色淡白，底深，边缘呈"缸口"增厚，底部形成平整、较硬的灰白组织。

（二）病因病机

责任护士小田：

小袁的补充很到位，有没有谁知道肛裂的发病原因有哪些？

护师小王：

本病主要由血热肠燥、湿热蕴结、血虚肠燥、气滞血瘀等因素导致大便秘结，排便努责，肛门皮肤裂伤。

1. 血热肠燥。过服温热药物或补品，或高热退后、余热不净，感受风、火、燥、热邪气，日久燥结于胃肠，煎灼津液，肠道失润，使粪便坚硬干结，难于排出，努挣损伤肛门而出现裂口，裂口因便秘而反复加深，久不愈合，形成肛裂。

2. 湿热蕴结。素体肥胖，外感湿热邪气，嗜食醇酒肥甘，以至湿热蕴结胃肠，下注肛门，生痈发溃，日久不愈而成肛裂。

3. 血虚肠燥。老人、产后或血虚患者，血虚肠燥则大便秘结，复又临厕努挣，而发肛裂。

4. 气滞血瘀。情志不畅，日久肝失疏泄，肝郁克脾，脾之转输失职，大肠通降不利，久则干结，努挣损伤肛门形成肛裂。

王先生的病因就是长期大便干结，情绪不佳。

责任护士小田：

肛裂在病理生理学方面又有哪些特点呢？

护师小谢：

肛裂好发部位为肛管后正中线，此处肛管外括约肌浅部在肛管后方形成的肛尾韧带较坚硬、伸缩性差，此区域血供亦差；且排便时，肛管后壁承受压力最大。急性肛裂大多病程短，裂口边缘整齐，底浅、色红并有弹性，未形成瘢痕。而慢性肛裂因反复损伤与感染，底深且不整齐，呈灰白色，质硬，边缘纤维化增厚。肛裂常为单发的纵行、梭形溃疡或感染裂口。裂口上端的肛瓣和肛乳头水肿，形成肥大乳头；下端皮肤因炎症及静脉、淋巴回流受阻，形成外观似外痔的带状皮坠向下突出于肛门外，由于体检时多先见到此皮坠后见到肛裂，故称"前哨痔"。前哨痔、肛裂与肛乳头肥大常同时存在，合称肛裂"三联症"。

责任护士小田：

说的没错，我们临床怎么治疗肛裂呢？

护士小周：

软化大便，保持大便通畅；解除肛门括约肌痉挛，缓解疼痛，中断恶性循环，促进局部创面愈合。

1. 非手术治疗。具体措施包括服用通便药物、局部坐浴及扩肛疗法。扩肛疗法时患者取侧卧位，局部麻醉后，医生用食指和中指循序渐进、持续地扩张肛管，使括约肌松弛、疼痛消失，创面扩大，促进溃疡愈合。

2. 手术治疗。适用于经久不愈、非手术治疗无效且症状较重的陈旧性肛裂。手术方法有肛裂切除术和肛管括约肌切断术，现在前者已较少使用。患者王先生接受的是肛管括约切断术治疗。

（三）证候诊断

责任护士小田：

我们中医的辨证分型有哪些呢？

护师小邹：

1. 血热肠燥。大便二三日一行，质干、质硬，便时肛门疼痛，伴随滴血或手纸染血，裂口色红，腹部胀满，溲黄，舌偏红，脉弦数。

2. 阴虚津亏。大便干结，数日一行，便时疼痛点滴下血，裂口深红，口干咽燥，五心烦热，舌红，苔少或无苔，脉细数。

3. 气滞血瘀。肛门刺痛明显，便时便后尤甚，肛门紧缩，裂口色紫黯，舌紫暗，脉弦或涩。

责任护士小田：

邹老师把肛裂辨证分型掌握得很好，今天我们查房的患者辨为气滞血瘀证，下面，哪位老师可以根据患者现在存在的问题，提出相应的护理诊断呢？

三、中医护理分析

（一）主要护理问题

护师小廖：

可提出以下护理诊断：

1. 疼痛，与肛周皮肤裂伤有关。
2. 出血，与血热肠燥、阴津亏虚有关。
3. 便秘，与惧怕排便引发疼痛有关。
4. 瘙痒，与肛周分泌物刺激肛周皮肤有关。

责任护士小田：

非常好，根据提出的护理问题，我们的护理措施又有哪些呢？

（二）护理措施

主管护师小唐：

1. 病情观察。观察排便疼痛性质、程度及持续时间，观察患者便血的色与量，观察便秘情况，观察是否伴有肛门瘙痒。

2. 生活起居护理。保持病室的空气新鲜，湿温度适宜；病室安静，作息规律，劳逸适度，保证充足的睡眠；排便后用软纸擦拭肛门，温水坐浴，可洗净肛裂溃疡内的粪便残渣，减少异物刺激，减轻肛门疼痛和痉挛；养成良好的排便习惯，定时排便，便秘时，切忌努责，遵医嘱给予润下剂或缓泻剂。辨证起居：血热肠燥者，病室环境宜凉爽通风；阴虚津亏者，病室环境温度宜低，勿燥热；气滞血瘀者，注意休息，勿久坐。

3. 饮食护理。宜多食富含纤维素的食物（如粗粮、蔬菜、水果等），少食辛辣、香燥、刺激性及肥甘厚味之品（如辣椒、肥肉、醇酒等）；多饮白开水或蜂蜜水，以防大便干燥。气滞血瘀者，可食萝卜、山楂等以助行气活血，食疗方可选桃仁粥、山楂红糖汤等，有助于活血通经，祛瘀止痛。

4. 情志护理。患者可因疼痛而产生烦躁易怒、恐惧、焦虑等情绪，护士应耐心向患者做好解释工作，安慰劝导患者，稳定患者情绪，使其积极配合治疗和护理。裂口疼痛时，可指导患者通过转移注意力的方法来缓解疼痛，如看喜剧类电视节目、聊天、听音乐等。

5. 用药护理。换药时严格执行无菌操作；换药时须注意观察伤口的愈合情况，观察有无出血点，伤口有无粘连，肛周有无水肿等，如发现异常情况，及时报告医生；润肠通便药适宜在早晨空腹或睡前 1 小时服用。辨证施药：根据医嘱，血热肠燥者，中药汤剂宜凉服；阴虚津亏者，中药汤剂宜凉服；气滞血瘀者，中药汤剂宜温服。

（四）症候护理

1. 疼痛。穴位按摩：患者取侧卧位，示指、中指、无名指自然并拢按压肛周，重点按压会阴穴、长强穴各 10 秒，再按揉肛周几分钟。中药外敷：生肌玉红膏或黄连膏外敷。熏洗法：早期肛裂可用 1∶5000 高锰酸钾溶液，于便后坐浴，也可用苦参汤或花椒食盐水坐浴，亦可根据证型选择适宜的中药汤液进行熏洗，每次 20～30 分钟，每日 1 次；气滞血瘀者可用丹参煎水熏洗。耳穴压豆：可取神门、直肠下端等穴，每次选 2～3 穴，每日按压数次，3～5 日更换 1 次。局部外敷镇痛：疼痛剧烈者，可采用 5% 利多卡因软膏或 2% 丁卡因软膏或重组人表皮生长因子，外涂肛裂局部，必要时遵医嘱予以镇痛药。

2. 出血。使用外用中药云南白药或马应龙痔疮膏等涂抹局部。

（五）疑难点讨论

实习护士小张：

老师，长强穴在哪里呢？

实习护士小刘：

长强穴是督脉之络穴，是治疗肛周疾病的要穴。患者取仰卧屈膝位，在尾骨端下，当尾骨端与肛门连线的中点处即为长强穴。

护师小江：

我查阅过相关文献，对慢性肛裂患者施行正性暗示护理干预能有效改善患者负性情绪，降低术中应激反应，促进手术顺利完成。

具体方法：多与患者交流，时常保持微笑，掌握患者心理状况并对其进行安慰、鼓励，与患者家属交流时采用轻松口气，多传递积极信息，并让患者听到；患者进入手术室后，手术室护士在测量血压、心率时以轻松的口吻询问患者年龄、身体状况等简单问题，转移患者注意力，缓解患者紧张感；建立静脉通道时多与患者交谈，多对患者进行鼓励；手术室护士、麻醉医生、手术医生应互相配合，在患者清醒时，充分利用正性暗示性语言，不直接表明医护人员的观点和态度，通过讨论患者麻醉情况、手术情况，或者询问患者工作、生活情况等话题转移患者注意力，护士也可通过握手、轻抚等动作缓解患者负性情绪；将积极信息传递给患者。

责任护士小田：

非常好，我们平日里不仅要做好常规护理，更应探索新的护理技巧，帮助患者早日康复。

（六）护理宣教

患者王先生：

护士老师，我想知道出院后应该注意些什么？

主管护师小陈：

1. 起居有常，劳逸适度，经常锻炼身体，增强抗病能力。久坐、久立者要适当变换体位或增加活动，以促进血液循环和肠蠕动，减少便秘和肛裂的发生。

2. 调摄情志，保持心情舒畅。

3. 预防并及早治疗便秘，多吃含纤维素较多的食物，少吃辛辣刺激食物。

4. 保持肛周清洁，便后用温水坐浴，勤换内裤。养成定时排便的习惯。一旦干硬粪便形成，不要用力努挣，可用开塞露润滑肠道，促进通便。

5. 可于临睡前用手自我按摩尾骨尖的长强穴，每次 5 分钟，以疏通经络，改善肛门血液循环；亦可常做提肛训练，早晚各做 20～30 次。

责任护士小田：

讲得非常详细，王先生您还有什么疑惑吗？

患者王先生：

没有了，收获不少，谢谢各位护士老师！

四、查房小结

护士长：

今天的查房主要学习了肛裂的相关内容，重点学习了护理措施，延伸学习了正性暗示护理干预。希望通过今天的查房，大家能巩固肛裂的相关知识，收获新的知识。再次感谢王先生的配合！

参考文献

[1] 徐桂华,张先庚. 中医临床护理学 [M]. 北京:人民卫生出版社,2017.

[2] 陈佩仪. 中医护理学基础 [M]. 北京:人民卫生出版社,2017.

[3] 王双双. 系统化整体护理模式对肛裂患者术后疼痛及便秘的效果观察 [J]. 中国肛肠病杂志,2021,41 (1):102-105.

[4] 谢莉萍,陈晶. 综合护理配合中药熏洗在肛裂术后的应用分析 [J]. 中国中医药现代远程教育,2021,19 (4):65-67.

[5] 郭红先. 正性暗示护理干预对慢性肛裂患者术中负性情绪及应激反应的影响 [J]. 河南医学研究,2018,27 (24):23-24.

[6] 刘虹. 复方中药熏洗配合中医护理对肛裂术后患者疗效观察 [J]. 临床合理用药杂志,2018,11 (28):31-34.

[7] 刘素军. 中医护理联合表皮生长因子对慢性肛裂手术术后患者临床疗效及疼痛的研究 [J]. 临床医药文献电子杂志,2019,6 (3):17-20.

[8] 郭海燕. 中医护理技术在肛裂手术患者中的临床应用 [J]. 实用临床护理学电子杂志,2019,4 (18):123-125.

[9] 崔晓军,柴秀红,孙文婷. 综合护理干预在慢性肛裂手术患者中的应用效果 [J]. 中国肛肠病杂志,2019,39 (5),77-79.

案例二十　肛　痈

【查房内容】肛痈的病情观察及护理。
【查房形式】三级查房。
【查房地点】病房、学习室。
【参加人员】护士长 1 人、主管护师 2 人、护师 6 人、护士 3 人、实习护士 3 人。

一、病例概述

责任护士小吴：

肛痈是肛管直肠周围间隙发生急、慢性感染而形成的脓肿，西医称为肛周脓肿。其临床特点是发病急骤、疼痛剧烈，伴高热，破溃后易形成肛瘘。由于肛痈发生的部位不同而有不同的名称，如肛门旁皮下脓肿、坐骨肛门窝脓肿、骨盆直肠间隙脓肿、直肠后间隙脓肿等。本病可发生于任何年龄，但以 20～40 岁的青壮年居多，男性多于女性。我们今天就对一位肛周脓肿的患者进行护理查房，接下来，请护士小张汇报患者王先生的病史资料。

护士小张：

2 床患者，王先生，35 岁。因"肛周硬结形成伴疼痛不适 2 年，加重伴发热 4 天"入院。患者 2 年前无明显诱因出现肛周硬结，伴肿痛不适，不伴破溃流脓，无便血、肛内肿物脱出、脓血便等不适，于外院就诊，诊断为"肛周脓肿"，予以药物口服、高锰酸钾溶液熏洗后肿痛缓解，2 年来未再发作；4 天前患者感肛周同一部位再次肿痛，伴发热，最高体温 37.6℃，患者自行服用"左氧氟沙星、布洛芬"症状未见缓解，现患者为求进一步诊治于今日来我院，门诊拟以"肛周脓肿、混合痔"收入我科住院治疗。既往史：15⁺ 年前曾患结核性腹膜炎，现已治愈；患脂肪肝 4 年，定期复查，无特殊不适；否认药物、食物过敏史。个人史：出生于陕西定边，近一年居住于四川德阳，否认吸烟饮

159

酒史，无不良嗜好。

入院生命体征：体温 37.1℃，心率 80 次/分，呼吸 19 次/分，血压 131/82mmHg，血氧饱和度 98％，血糖 6.9mmol/L。入院后完善相关辅助检查，血常规＋SAA 提示：白细胞计数 12×10^9/L，中性粒细胞计数 6.95×10^9/L，SAA 57.69mg/L。盆腔 MRI 平扫＋增强检查提示：肛管内括约肌截石位5～6点处可见异常信号影（内口），距离肛缘 27mm；病变呈等 T1 稍长 T2 信号，沿括约肌间隙走行达臀间裂；增强呈明显线状强化，臀间裂左侧皮下见不规则囊状长 T1 长 T2 信号影，增强扫描环形强化；左侧肛提肌形态及信号未见异常，双侧骨盆直肠窝清晰；直肠壁均匀，盆腔无积液。低位括约肌间型肛瘘，内口位于截石位 5～6 点、距肛缘约 27mm 处；臀间裂左侧皮下脓肿形成。入院中医诊断：肛痈，湿热下注。西医诊断：肛周脓肿，混合痔。

患者完善相关检查后于入院后第二天在腰麻下行肛周脓肿切开引流术＋混合痔外剥内扎术＋内痔注射术。术后予头孢呋辛钠抗感染，镇痛泵镇痛，卡洛磺钠片止血，谷氨酰胺肠溶胶囊调整肠道功能，地奥司明片消肿；营养粉支持及控便。普通电针针刺关元、气海、中极及双侧三阴交、阴陵泉以清利湿热、通调气血、疏导膀胱气机而通利小便。予以艾灸气海、关元理气止痛，并每日便后换药，予以清热解毒中药熏洗后外用重组人酸性成纤维细胞生长因子（艾夫吉夫）＋复方多粘菌素 B 软膏（孚诺）＋重组牛碱性成纤维细胞生长因子凝胶（贝复新）换药，红光照射肛周促进药物吸收。

二、病例讨论

（一）病因病机

责任护士小吴：
小张汇报得非常详细，那么，肛痈的病因病机是什么呢？
护士小周：
肛痈与湿热壅滞、肛门破损染毒、阴虚毒恋等有关。

1. 湿热壅滞。过食肥甘、辛辣、醇酒等物，湿热内生，下注大肠，蕴阻肛门而成痈。

2. 肛门破损染毒。肛门破损，感染湿热毒邪，致经络阻塞、气血瘀滞而成痈。

3. 阴虚毒恋。素体阴虚，肺、脾、肾虚损，湿热瘀毒乘虚下注魄门而成肛痈。

本病病位在肛门直肠周围，与大肠、肺、脾、肾等脏腑关系密切。病机为湿热瘀毒下注肛门，郁久热盛肉腐。病理性质主要有虚实两方面，虚者为素体阴虚，肺、脾、肾虚损所致，实者多由过食肥甘、辛辣、醇酒等物及肛门破损染毒等所引起。患者本次因过食肥甘辛辣之品而患病。

（二）证候诊断

责任护士小吴：

很好，分析得非常到位，接下来由哪位老师来说一下肛痈的辨证分型呢？

护师小廖：

1. 热毒蕴结证。肛门周围突然肿痛，逐渐加剧，肛周压痛或见红肿，质硬，皮肤焮红，伴恶寒发热、口干、尿黄、舌红、苔薄黄、脉数。

2. 火毒炽盛证。肛门肿痛剧烈，可持续数日，痛如鸡啄，夜寐不安，肛周红肿，按之有波动感或穿刺有脓，伴恶寒发热、口干、便秘、小便困难、舌质红、苔黄、脉弦滑。

3. 阴虚毒恋证。肛周肿痛，皮色暗红，成脓时间长，溃脓稀薄，疮口难敛，伴有午后潮热、心烦口干、夜间盗汗，舌质红，少苔，脉细数。

患者就属阴虚毒恋型。

三、中医护理分析

（一）疑难点讨论

实习护士小白：

老师能不能跟我们讲一下中医的"症"和"证"有什么不同？

护师小何：

辨证论治是中医认识疾病和治疗疾病的原则，是中医对疾病的一种特殊的研究和处理方法，也是中医学的基本特点之一。证，即证候，是机体在疾病发展过程中的某一阶段的病理概括。由于它包括了病变的部位、原因、性质，以及邪正关系，反映出疾病发展过程中某一阶段的病理变化的本质，因而它比症状更能全面、深刻、正确地揭示疾病的本质。所谓辨证，是从整体观念出发，把通过四诊（望、闻、问、切）收集的资料进行综合分析，运用八纲辨证、六经辨证、脏腑辨证等各种理论和方法，结合患者的具体情况并联系客观条件等各种有关因素，对疾病进行"去粗取精、去伪存真、由此及彼、由表及里"的分析、归纳、推理、判断，进而形成对目前疾病一定阶段的综合认识。中医认为"症"即症状，是患者感到的自身异常变化及医生通过四诊获得的异常征象。症是分析与判断病证的原始依据，主要包括临床症状（如头痛、咳嗽、胸闷）和体征（如面色白、舌质红、脉弦滑）。

（二）主要护理问题

护士小叶：

患者的主要护理问题如下：

1. 肛周肿痛，与湿热毒邪壅滞，气血瘀结不通有关。
2. 高热，与热毒壅结、阴津亏虚有关。
3. 便秘，与惧怕排便引发疼痛有关。
4. 潜在并发症，与肛漏与肛痈溃后，余毒未尽，疮口不合有关。

（三）护理措施

责任护士小吴：

针对患者现在存在的问题，我们应该给予哪些护理措施呢？

护师小李：

1. 病情观察。观察肛周皮肤肿痛等的范围及程度；观察肛周有无局部皮温增高及肿块有无波动感；观察患者的伴随症状，如发热、寒战、乏力、口干、便秘及舌苔、脉象等；观察患者的神志状态及生命体征；脓液破溃者，应观察脓液的量、色、质。

2. 生活起居护理。病室宜清洁、舒适，温湿度适宜；病室宜空气新鲜，经常通风。避免患者直接吹风，以防感冒等；保持肛周皮肤清洁干燥，勤换内裤，脓肿部位不宜挤压、碰撞；脓液较多者，勤换敷料和垫褥。

3. 饮食护理。

1）饮食宜清淡，易消化，宜食富含纤维素的食物，避免肥甘厚味、荤腥发物及辛辣刺激性食物，如肥肉、鱼、虾、葱、蒜、辣椒等。

2）便秘者，宜进食含纤维素较多的蔬菜，如芹菜、白菜等，可多饮白开水或蜂蜜水。

3）辨证施食：热毒壅结者，宜食清热泻火解毒的食品，如苦瓜、芹菜、绿豆、黄瓜等，可用野菊花泡水代茶饮，食疗方可选用凉拌鲜蒲公英。火毒炽盛者，宜食清热利湿解毒的食品，如冬瓜、丝瓜、西瓜等。食疗方可选冬瓜薏仁汤。阴虚毒恋者，宜食滋阴降火的食品，如梨、绿豆、黄瓜等。食疗方可选用绿豆粥、鸭梨粥等。

4. 情志护理。疼痛易使人产生焦虑、恐惧等不良情绪，要及时、耐心地向患者解释病因及发病特点，了解患者的心理活动，帮助其消除不良情绪干扰。指导家属多鼓励、陪伴、安慰，帮助其增强治愈的信心。对疼痛存在焦虑的患者，可指导其通过转移注意力的方法缓解疼痛，如听舒缓的音乐、聊天等。

5. 用药护理。润肠通便的药宜睡前服用。清热泻火解毒药宜冷服，以助药力。

（四）症状护理

护师小杨：

1. 肛门肿痛。观察皮肤红、肿、热、痛的程度及范围；协助患者取舒适体位；耳穴压豆，取肛门、神门、交感、皮质下、直肠等穴；中药熏洗，可用五倍子、芒硝、升麻、鸭舌草、马齿苋等中药，每次 20～30 分钟，每日 1 次；遵医嘱中药药浴；遵医嘱中药外敷，实证用金黄膏、黄连膏等，虚证用冲和膏或阳和解凝膏等。

2. 发热。观察体温及汗出情况，给予温水擦浴；鼓励患者多饮水；穴位按摩，取大椎、曲池、合谷、外关等穴；遵医嘱给予刮痧，取合谷、曲池、大椎等穴。

3. 便秘。定时排便，忌努挣，避免久蹲；腹部环形按摩，促进排便；穴位按摩，取天枢、关元、气海、大横、足三里等穴；穴位贴敷，蜂蜜调大黄外敷神阙穴；耳穴压豆，取大肠、便秘点、脾、直肠、三焦、皮质下等穴。

4. 排尿困难。协助患者采取舒适体位；热敷下腹部；给予穴位按摩，取气海、关元、阴陵泉、三阴交等穴；耳穴压豆，取脑、肾、膀胱、交感、神门、皮质下等穴；予以药熨，取气海、关元、阴陵泉等穴；艾盒灸，取气海、关元、中极等穴，每穴 15～20 分钟；穴位贴敷，取神阙等穴。

（五）疑难点讨论

实习护士小谭：

老师，请问中药熏洗具体应该怎么操作呢？

护师小刘：

中药熏洗是中医肛肠外科重要的外治法之一，是治疗肛周疾病的传统方法，熏洗是指借蒸腾之药气熏患处，再将药汤乘热淋洗患部，让药力和热力直接作用于肛肠病变部位，使该处腠理疏通，气血流畅，从而达到开泄腠理、清热解毒、消肿止痛、杀虫止痒、温经通络、活血化瘀、祛风除湿、协调脏腑功能等目的。熏洗时冬季应注意患者的保暖，暴露部位应尽量加盖衣被，夏季应避免患者受凉。熏洗药液的温度根据具体情况有所不同，一般在 50～70℃，因为温度太低，蒸汽不够，达不到目的；温度太高会烫伤皮肤。浸泡坐浴时温度为 38～43℃，太热会引发烫伤，太凉则会刺激皮肤，引起不良反应。药液偏凉时，应随时加热药液，定时测药液的温度，注意观察和询问患者有无不适，了解其生理和心理感受，若患者感到不适，应立即停止；熏洗完毕，擦干皮肤。熏洗一般 1～2 次/日，每次 20～40 分钟。熏洗环境应安静舒适，室温适宜。以坐位熏洗时，患部尽量贴近又不触及液面为宜，坐浴时患部应全部浸没在药液中。包扎部位熏洗时，应先揭去敷料，熏洗完毕，重新更换无菌敷料。

实习护士小蒋：

老师，什么是耳穴压豆？它有哪些功效呢？

主管护师小陈：

耳穴压豆是用胶布将药豆准确地粘贴于耳穴处，给予适度的揉、按、捏、压，使其产生酸、麻、胀、痛等刺激感应，以达到治疗目的的一种中医外治法。它是一种常用的传统医学治疗手段，通过刺激耳部相应穴位，可以有效改善患者术后疼痛及排便困难。《灵枢·素问篇》曰："耳，为宗脉之所聚。"根据中医经络及全息理论，耳穴是耳廓与人体经络、脏腑、组织器官相互沟通的部位，不仅可以反映其病理变化，还可以通过刺激产生各种不同的信息，起到疏经通络、调理脏腑功能的作用。现代研究认为，耳穴压豆并通过间断的按压刺激，可促进神经传导、胃肠蠕动，增加肠道运动，从而起到缓解疼痛、润滑肠道、改善排便困难的作用。耳之所以能行使听觉的功能，是十二经脉、三百六十五络的气血灌流的结果，说明全身经脉与耳部有密切的联系。现代医学根据耳廓的详细解剖，进一步证明耳廓与人体各部位存在着生理性的内在联系。人体各个脏器和各个部分在耳廓上都有一定的"代表区"，并按一定的顺序有规律地分布在耳穴上。人体患病时，耳廓上即出现相应部分的敏感点，此即耳穴压豆治疗肛肠疾病的理论所在。而且耳穴压豆操作简便、取材容易、无创、无不良反应。

主管护师小唐：

现代研究发现，耳廓的血管壁内有大量交感神经，按压刺激耳穴，一方面能够通过丘脑系统调节交感神经、副交感神经的兴奋性；另一方面能影响体液中激素等的动态平衡，激发机体内非特异性免疫反应。通过刺激耳穴来激发人体自我修复的功能，具有简单、准确、可操作性强、易普及等特点，同时在治疗过程中患者依从性好，易于接受，在获得良好治疗效果的同时不增加患者经济负担。

责任护士小吴：

两位老师总结得非常好，耳穴真的是一个神奇的东西，下面，谁来告诉王先生出院后的注意事项？

（六）护理宣教

护师小谢：

1. 生活起居。每次排便不宜超过 10 分钟，排便时勿努挣。保持肛周皮肤清洁干燥，勤换内裤，脓肿部位不宜挤压、碰撞。劳逸结合，加强体育锻炼。进行提肛训练。方法：深吸气时收缩并提肛门，呼气时将肛门缓慢放松，一收一放为 1 次；每日晨起及睡前各做 20~30 次。

2. 饮食指导。饮食宜清淡、少渣，忌食辛辣刺激之品，忌酒；阴虚毒恋证者宜食滋阴降火的食品，如生梨、绿豆、黄瓜等。食疗方可选绿豆粥。

3. 情志调理。采用放松术，如听舒缓音乐，放松全身肌肉，采用谈话等方法转移注意力；鼓励家人多陪伴，鼓励患者加强和朋友的沟通交流，以获得情感支持。

四、查房小结

护士长：

很好，今天的查房大家发言都非常积极，主要学习了肛痈的护理，拓展学习了中药熏洗和耳穴压豆的相关知识，希望大家以后不断学习，不断改进我们的护理内涵，相信通过这次查房，大家对肛痈患者的护理会更加熟练。最后，再次感谢王先生的配合。

参考文献

[1] 孙宏伟. 中医护理在肛周脓肿手术中的应用效果和 VAS 评分评价 [J]. 中国中医药现代远程教育，2020，18（2）：67-69.

[2] 陈明，李青. 中医护理临床路径在肛周脓肿手术患者中的应用 [J]. 中西医结合护理（中英文），2018，4（3）：13-15.

［3］杨柳. 耳穴压豆对改善肛肠术后疼痛的治疗进展［J］. 新疆中医药，2018，36（5）：189－191.

［4］徐云. 肛痛中医护理方案的实施效果观察［J］. 实用临床护理学电子杂志，2019，4（9）：22－23.

［5］徐云. 耳穴埋籽配合中药熏洗在肛肠疾病术后疼痛的应用观察［J］. 黑龙江中医药，2017，46（4）47－49.

［6］张秋华. 中医护理学［M］. 北京：人民卫生出版社，2017.

［7］徐桂华，张先庚. 中医临床护理学［M］. 北京：人民卫生出版社，2017.

［8］陈佩仪. 中医护理学基础［M］. 北京：人民卫生出版社，2017.

案例二十一　便　秘

【查房内容】便秘的病情观察及护理
【查房形式】三级查房。
【查房地点】病房、学习室。
【参加人员】护士长1人、主管护师1人、护师5人、护士3人、规培护士1人、实习护士3人。

一、病例概述

责任护士小张：

便秘在我科非常常见，今天我们对一位长期便秘的患者进行护理查房。请我们的实习同学小王来告诉我们，什么是便秘？

实习护士小王：

便秘是指大肠传导功能失常，导致大便秘结不通，以排便周期延长，或周期不长，但粪质干结，排便艰难，或粪质不硬，虽有便意，但便而不畅为主要表现的病症。便秘既是一个独立的病症，也是临床多种急慢性疾病的常见表现。

责任护士小张：

小王说得非常对，便秘是一种常见病症，可发生于所有人群，今天查房患者患的是功能性便秘，功能性便秘指排便耗时、排便不顺畅、排便疼痛、大便性状异常及排便不尽等。本病的患病率每年都在上升，可严重影响患者的生活质量、生理和心理状况。功能性便秘患病率升高的趋势还随着年龄的增加而上升，表现为排便频次减少，每周排便少于3次，排便艰难费劲，有排不尽感，严重时需配合手法帮助才能排泄，粪便干硬，甚至可增加心血管疾病发生的风险。接下来请规培护士小廖汇报下今天查房患者的病史资料。

规培护士小廖：

10 床，徐先生，25 岁，因"排便困难 3$^+$月"入院。患者神清语明，面色欠红润，形体消瘦，排便费力，依靠药物排便，大便干结，质硬，无黏液脓血便，食欲好，因排便困难不敢进食，小便清长，舌淡苔白，脉沉迟。入院中医诊断：便秘病，气阴两虚证。西医诊断：顽固性便秘。

入院后完善相关辅助检查，CT 检查提示左上肺陈旧性肺结核。血液检验无明显异常。

治疗上给予益生菌调节肠道菌群，中医治疗给予耳穴压豆、中药烫熨、穴位贴敷、艾箱灸、口服中药。

二、病例讨论

（一）病因病机

责任护士小张：

谢谢小廖的汇报，了解了患者的基本情况，我们来回顾一下，便秘的发病原因有哪些呢？

护士小刘：

1. 饮食不节。饮食不节是便秘的最常见原因。饮食不节，易损伤脾胃。凡阳盛之体，或恣饮酒浆，或过食肥甘厚味，或过食辛辣炙烤之品，或过服热药，可致肠胃积热，大便干结；过食生冷或过服寒凉之药，阴寒内结，致阴寒凝滞；或饮水不足，或进食蔬果过少，致大肠传导失司，也可引起便秘。

2. 感受外邪。感受寒邪，内袭肠胃，导致阴寒内盛，凝滞肠胃，失于传导，糟粕不行，而成便秘；热病之后，邪犯于肺，移热于肠，或内传阳明，肠胃燥热，余热留恋，耗伤津液，大肠失润，亦可致大便干燥，排便困难。从六淫外邪所致便秘的特点来看，因风者发为风秘，因寒者发为冷秘，因暑者发为热秘，因湿者发为湿秘，因燥者发为脾约，因火者发为阳结。

3. 情志失调。忧愁思虑过度，或郁怒伤肝，肝失条达，七情不和，情志不舒，每致气机郁滞，于是通降失常，传导失职，糟粕内停，不得下行，为"气内滞而物不行也"；或气郁不解，化火伤津，肠道失润，大便干结不行；或气郁致水津不布，肠道不润，大便干结，或欲便不出。

4. 劳逸失当。贪逸奢卧，久坐少动，致胃肠运动减弱，大肠传导失司，久则中气暗沉，津液布散失常，气机壅滞，营血不畅，传导失职而为便秘；劳倦内伤，耗伤气血，气虚则大肠传导无力，阴虚血少则肠道干涩，失于濡润，导致大便干结，排便困难；过劳，汗出过多易伤津液，使肠道津亏，亦可导致便秘。

5. 年老体虚。病后、产后正气未复，气血亏虚，寒性病变伤阳，大肠传导无力，可致便秘。久病及血，血行不畅，或失血之后，血积不行，或跌扑损伤，致血瘀者停，津停失润，亦可发生便秘。年老体弱之人或气血两亏者，气虚则大肠传导无力，血虚则津枯肠道失润，故排便艰难；或真阳不足，或脾肾阳虚，温煦无权，不能蒸化津液，阴寒内结，滞留于肠道，阳气不运，导致传导无力，大便艰涩。

我们今天查房患者的病因与脾肾阳虚，阳气不运，阴津凝而固结，导致传导无力，大便艰涩有关。

（二）临床症状

责任护士小张：

便秘根据病变部位不同又可分为器质性便秘和功能性便秘。器质性便秘是指器官的器质性病变引起的便秘，功能性便秘可能与不良排便习惯、不良饮食习惯、不良运动习惯等有关。那么，便秘的临床表现有哪些呢？

护士小叶：

1. 症状。排便次数减少，排便周期延长，排便间隔时间超过平时习惯1天以上，或两次排便间隔3天以上，或以粪便坚硬、排便困难或排便无力、出而不畅为主要表现。常伴有腹痛腹胀，头晕头胀，嗳气食少，心烦失眠，汗出气短或乏力心悸等表现。

2. 体征。一般情况好，无明显全身体征。由于燥屎内结，触诊时腹部较硬实且紧张，可在左下腹扪及质地较硬的条索状包块，直肠指诊发现直肠内较多干硬粪块。直肠指诊时，若肛内手指受周围组织压力较大，直肠腔不空虚，手指转动滞涩，指套常沾有黏稠的胶状物，多为气秘；若直肠腔空虚，肠壁干滑，或有少量或多量干硬粪块，多为热秘或阴虚秘；若肠腔内常有较多残便，且多为软便，肠壁较光滑，多为阳虚秘；若直肠黏膜松弛、堆积，肠腔内常有少量软便或溏便，肠腔内手指感觉到有来自周围组织的明显压力，多为气虚秘。

三、中医护理分析

（一）证候诊断

责任护士小张：

小叶补充得挺全面，便秘又有哪些辨证分型呢？患者属于哪种证型？

护士小田：

1. 实秘。

1）热秘。大便干结，腹胀腹痛，面红身热，口干口臭，心烦不安，多汗，时欲饮冷，小便短赤，舌质红干，苔黄燥，或焦黄起芒刺，脉滑数或弦数。治法：泻热导滞，润肠通便。

2）气秘。大便干结，或不甚干结，欲便不出，肠鸣矢气，腹胀腹痛，胸胁满闷，嗳气频作，食少纳呆，舌苔薄腻，脉弦。治法：顺气导滞，降逆通便。

3）冷秘。大便艰涩，腹痛拘急，胀满拒按，胁下偏痛，手足不温，呃逆，呕吐，舌淡苔白，脉弦紧。治法：温里散寒，通便止痛。

2. 虚秘。

1）气虚秘。大便不干，虽有便意，却排便困难，如厕努挣乏力，汗出气短，便后乏力，面色神疲，懒言少动，舌淡，苔白，脉弱。治法：益气润肠。

2）血虚秘。大便干结，排出困难，面色晦涩无华，头晕目眩，心悸气短，失眠健忘，口唇色淡，苔白，脉细。治法：养血润燥。

3）阳虚秘。大便干或不干，排便困难，小便清长，手足不温，或腹中冷痛，喜热怕冷，腰膝冷痛，舌淡苔白，脉沉迟。治法：温阳通便。

4）阴虚秘。大便干硬，状如羊屎，体形消瘦，头晕耳鸣，两颧红赤，心烦失眠，潮热盗汗，腰膝酸软，舌红少苔，脉细数。治法：滋阴通便。

徐先生大便干结，质硬，小便清长，舌淡苔白，脉沉迟。辨证分型：阳虚证。

（二）主要护理问题

责任护士小张：

我们根据患者现存的问题，可以提出哪些护理问题呢？

护师小余:

主要护理问题如下:

1. 便秘,与热结肠腑,或气阴亏虚等导致肠道传导失司有关。

2. 腹胀、腹痛,与肠腑热结、肠燥便结、气机通降失常有关。

3. 肛裂、脱肛,与大便干结,排出困难,临厕努责,损伤肛门组织及便秘日久、中气虚弱有关。

4. 潜在并发症(虚脱):与气血亏虚、大便难出、临厕努责有关。

(三)护理措施

责任护士小张:

根据辨证及现存的问题,我们应该给予患者哪些护理措施呢?

护师小杨:

1. 病情观察。密切观察患者排便情况,记录每日排便次数、每次排便时间、排便间隔时间、大便形状及颜色等。评估影响排便的因素,包括心理因素、年龄、日常饮食、活动、疾病、药物使用及治疗检查等。观察伴随症状,如有无腹痛、腹胀、头晕、心悸或汗出,便后有无出血,腹部有无硬块等。气虚患者注意防止因努责而出现虚脱。老年患者注意防止出现疝气、虚脱或久蹲起立后跌倒,甚者可诱发中风、胸痹等。

2. 生活起居护理。病室保持安静,卫生间需有安全设施,如坐厕、扶手、防滑地板等,排便环境舒适、单独、隐蔽。床上排便者,使用屏风或床帘遮挡,保护隐私。重建正常的排便习惯,纠正忍便的不良行为。定时排便,一般以早餐后为佳,排便时应集中注意力,严禁久蹲及用力排便。根据患者需要拟定规律的活动计划,并协助其从事适量的运动。鼓励患者多散步,可做操、打太极拳等,定时进行增强腹肌和骨盆肌肉的特殊运动,避免久坐少动。指导患者顺时针方向按摩腹部以促进肠蠕动,每次 10~15 分钟,每日 2~3 次。采取最佳的排便姿势。病情允许时让患者到卫生间取习惯姿势(蹲姿或坐姿)排便;气血虚弱或年老体虚需在床上排便者,除有特别禁忌外,最好采取坐式或酌情抬高床头,以借助重力作用,增强腹压,促进排便。保持肛周皮肤清洁,便后用软纸擦拭,温水清洗;有肛门疾病患者便后可用 1∶2000 高锰酸钾溶液或五倍子、苦参、花椒煎水坐浴,肛裂者可于坐浴后用黄连膏、痔疮膏外涂。辨证起居:实证患者,病室应凉爽通风,湿度偏高,光线柔和;虚证患者,病室应温暖向阳,注意防寒保暖,充分休息,勿使患者受到突然刺激,如巨响、惊吓、震动等。

171

3. 饮食护理。饮食宜清淡，多饮水，常吃富含纤维素的食物，忌食辛辣、炙煿之品，禁烟酒。

辨证施食：肠胃积热者，饮食宜凉润，多吃新鲜水果及蔬菜，如梨、香蕉、火龙果等清热通便之品。津液耗伤者，可用麦冬、生地煎水代茶饮，或连续数日食用麻油拌菠菜以润肠通便；气机郁滞者，多食调气之品，如柑橘、萝卜、佛手等，可食用紫苏麻仁粥；气虚者，以益气润肠食物为宜，如山药、白薯、白扁豆等；血虚者，宜进食养血润燥食物，如黑芝麻、枸杞、红枣等，可食用松子仁粥，若燥热症状明显者，可用何首乌、玄参煎水代茶饮；阳虚者，宜进温阳润肠之品，如牛肉、羊肉、韭菜等性温之品，多进热饮、热果汁，可早晚温热食用肉苁蓉粥，以补肾壮阳，润肠通便。

4. 情志护理。本病缓慢起病，患者因病久，情志多忧而与病证互为因果，形成恶性循环。关心体贴患者，观察其情绪变化，及时予以劝慰。与患者多交流，了解其饮食习惯及生活规律，共同分析便秘的原因，解除患者对排便的忧虑、恐惧心理，消除紧张情绪。采用音乐疗法放松者可选择风格悠扬沉静的乐曲，如《春江花月夜》《月儿高》《月光奏鸣曲》等。此外，鼓励家属多陪伴患者，给予患者支持，避免不良刺激。

5. 用药护理。通便药物应在清晨或睡前服用，观察服药后大便的次数、性状、量、色等，观察有无腹泻或泻下不止的情况，并做好记录。如有腹痛难耐，腹泻严重时应停药，并通知医生处理。

辨证施药：肠胃积热者，中药汤剂宜偏凉服，可每日用生大黄 6g 或番泻叶 3～6g 泡水饮用，以泄热通便；气机郁滞者，可用佛手泡水代茶饮，以行气通滞；气阴两虚者，可用西洋参、黄芪、麦冬、沙参泡水代茶饮，以补气养阴，润肠通便；阳虚者，可用吴茱萸 500g，加生盐 100g 少热熨腹部，以温暖下焦，散寒止痛。

（四）症候护理

护师小夏：

除了常规的护理措施，我们还应该给予以下症候护理。

1. 便秘。

1）耳穴压豆：耳穴压豆是使用磁珠或王不留行籽等圆形物贴压在耳穴上从而治疗疾病的一种中医技术，具有取材方便、操作简单、无不良反应等优点。实秘取大肠、直肠下段、交感、肺、肝胆等穴；虚秘者取脾胃、肾、大肠、直肠下段、皮质下等穴，3 日更换 1 次，2 周为 1 个疗程。

2）穴位按摩：热秘者取大肠俞、天权、支沟、合谷、曲池等穴，气秘者取大肠俞、天枢、中脘、期门等穴，虚秘者取大肠俞、脾俞、胃俞、天枢等穴，冷秘者取肾俞、大肠俞、上巨虚等穴，每个穴位按摩 1 分钟，每日 1 次，每次 10~15 分钟，10 次为 1 个疗程。

3）穴位贴敷：贴敷药物组成为大黄研为粉末加甘油或醋调成糊状，取神阙、足三里、合谷、天枢等穴，每日 1 次，7 次为 1 个疗程。

4）拔罐：实秘者取天枢、曲池、内庭、支沟、太冲等穴，虚秘者取天枢、上巨虚、大肠俞、支沟、足三里等穴，留罐，每次 10~15 分钟，每日 1 次，2 周为 1 个疗程。

5）灌肠：可用肥皂水约 500ml，每次保留 15 分钟。

2. 腹胀。

1）耳穴压豆：取大肠、小肠、直肠等穴，实证配肺、三焦、胃，虚证配脾、肾、内分泌，每次选主穴 3 个，配穴 2 个，以指腹按揉，以局部有酸胀感为宜，每次按揉 5~10 下，每日 2~3 次。

2）艾灸：主穴取大肠俞、天枢、支沟、神阙等穴，虚秘加脾俞、胃俞、足三里等穴，冷秘加肾俞、关元俞、气海俞等穴，温和灸，每次取 4~6 穴，每穴 10~15 分钟，每日 1 次，7~10 次为 1 个疗程。

（五）疑难点讨论

护师小何：

按摩患者天枢、气海、中脘等专门治疗便秘的穴位，天枢属足阳明胃经，具备理气行滞、疏调肠腑、消食等功效，按摩该穴能缓解患者胃肠道功能失调的问题，改善患者便秘症状；此外，还可采用维生素 B_1 或 B_{12} 对患者的关元、合谷、三阴、足三里进行穴位注射，其中维生素 B_1 能对胆碱酯酶活性产生抑制作用，减少乙酰胆碱的水解，促进患者胃肠道平滑肌的兴奋，有效调节患者的胃肠道功能，促进患者排便。

实习护士小谭：

老师，我经常听到您提到足三里这个穴位，我想知道它怎么定位？

护师小蒋：

应先确定犊鼻的位置，犊鼻又称膝眼，患者屈膝，在髌骨下缘、髌韧带外侧凹陷中。犊鼻下三寸（四横指），距胫骨前缘旁开一横指（中指），即足三里，是穴位注射的常用穴位之一。

主管护师小唐：

有文献报道，可以用葱白贴敷神阙穴治疗便秘，葱白，为百合科植物葱近根部的鳞茎。我国各地均有种植，随时可采。采挖后，切去须根及叶，剥去外膜，鲜用，味辛，性温，具有发汗解表、通达阳气的功效。葱白具有温中通阳的功效，能促进胃肠蠕动，促进粪便在肠道内向下传输，使患者肠鸣音增加，促进排气排便。神阙为任脉之穴，居于人体正中，与督脉相表里，内通十二经脉、五脏六腑，外联皮肉筋骨，局部用药后能温通经络，调理气血，使气血运行，脏腑功能恢复正常。在脐部用药易渗透进入循环。将葱白泥贴敷于神阙穴，通过皮肤直接吸收，发挥更强的药效作用，使用前加热，使葱白泥温度升高，可增加渗透性，更好地发挥药效，改善血液循环，刺激肠壁，促进肠蠕动。按摩腹部可加速大便在肠道中的运行，例如，腹部按摩时将患者脐周作为中心点，以腹部右下方为始点，顺时针环形进行揉按，10～20 回/次，每次按揉 15～20 分钟，2 次/日，根据患者的状态对手法轻重程度进行调节。

实习护士小尹：

原来是这样的原理，听了老师的讲解我终于弄明白了！

责任护士小张：

谢谢唐老师分享的新知识，最后哪位老师来告诉患者出院后的注意事项？

（五）护理宣教

护士小周：

1. 调摄生活，起居有节。适当增加活动，避免久坐少动。养成固定时间排便的习惯，调畅情志，戒忧思恼怒，避免情志所伤引起便秘，习惯性便秘者应克服排便困难的忧虑。

2. 便秘期间，饮食恰当，合理搭配。多吃蔬菜、粗粮等含纤维素多的食物，多食瓜果，一般要求每日饮水 2000ml 以上。忌食肥甘厚腻、辛辣煎炸之品。

3. 掌握简单的处理便秘的方法，了解肠道润滑剂的使用原则，选择安全的方式排出积便，切勿养成依赖药物通便的习惯。

4. 正确填写排便日记。排便日记的内容包括排便频率、每次排便时间、排便费力程度、大便性质及排便有无不尽感、肛门坠胀感、腹胀、腹痛等，以动态观察排便变化，及时反馈治疗效果，增强治疗信心。

5. 根据自身的病情、体力制订长期运动计划和容易达到的目标，如采取较平常稍快的速度步行，进行增强腹肌力量的仰卧起坐、前或后屈腿运动等，增强体质。

四、查房小结

护士长：

这次查房我们主要学习了便秘的病因病机、辨证分型、辨证护理等相关知识，其中还重点讲解了针对便秘的中医辨证施护、穴位贴敷治疗及足三里的定位。希望通过今天的查房，大家能巩固护理便秘患者的相关知识，在日常生活中能有效帮助患者预防便秘的发生。

责任护士小张：

徐先生今天打扰您了，感谢您的配合，希望我们今天的查房对您有所帮助。您好好休息，我们就不打扰您了，有需要请按呼叫器。

参考文献

[1] 徐桂华，张先庚. 中医临床护理学 [M]. 北京：人民卫生出版社，2017.

[2] 孙秋华. 中医护理学 [M]. 北京：人民卫生出版社，2017.

[3] 崔蓉. 中医护理干预在痔疮术后便秘患者中的作用研究 [J]. 中国社区医师，2021，37（20）：117−118.

[4] 顾柳华，沈贤，邵军，等. 中医护理技术在老年髋部骨折病人术后快速康复期的应用与效果评价 [J]. 循证护理，2021，7（7）：945−949.

[5] 陈婉婷，赵珊珊，姜辉. 中医护理在老年慢性功能性便秘患者中的应用研究 [J]. 系统医学，2021，6（11）：174−176，180.

[6] 王永炎，鲁兆麟. 中医内科学 [M]. 北京：人民卫生出版社，2018.

[7] 朱金萍. 中医综合护理干预对功能性便秘的影响研究 [J]. 临床医药文献电子杂志，2020，7（54）：101−104.

[8] 龙隆. 骨盆骨折病人便秘中医护理干预的研究现状 [J]. 循证护理，2021，7（2）：190−193.

[9] 徐燕，刘遵勇，唐跃华，等. 中医特色疗法治疗慢性功能性便秘的临床研究 [J]. 中华中医药学刊，2017，35（2）：463−465.

[10] 刘巧云，张松，曹海超，等. 粪菌移植对顽固性功能性便秘患者临床疗效及生活质量的影响 [J]. 中华消化病与影像杂志（电子版），2017，7（1）：4−8.

案例二十二　水　肿

【查房内容】水肿的病情观察及护理。

【查房形式】三级查房。

【查房地点】病房、学习室。

【参加人员】护士长 1 人、主管护师 2 人、护师 6 人、护士 2 人、规培护士 1 人、实习护士 2 人。

一、病例概述

责任护士小江：

今天我们对一例水肿患者进行护理查房。水肿是指体内水液潴留，泛溢肌肤，引起以头面、眼睑、四肢、腹背，甚至全身水肿为主要特征的一类病证。凡急、慢性肾小球肾炎，肾病综合征，继发性肾小球疾病等，以眼睑、头面、四肢、腹背甚至全身水肿为主要表现者，均属本病证的讨论范围。现在由我进行病史汇报。

患者李婆婆，年龄 78 岁，中医诊断为水肿病。患者因"反复双下肢水肿 8 年，伴气紧 1 月"入院。入院前 8 年，患者无确切诱因开始出现双下肢水肿，按之凹陷，无皮温升高，无皮色发红，无肢体麻木、疼痛，无发热寒战，患者为求进一步治疗，遂入我科治疗。既往史：高血压病，糖尿病，因"病态窦房结综合征"于我院行"心脏永久起搏器安置术"。

入院症见：双下肢水肿，按之凹陷，伴乏力、气紧、胸闷，食纳可，大便成形，小便正常。生命体征：体温 36.5℃，脉搏 59 次/分，呼吸 20 次/分，血压 144/83mmHg，血氧饱和度 97%。患者神志清楚，精神可，面色如常，语言清晰，语声有力，舌淡红，苔白腻，脉弦细。

入院后完善相关辅助检查：糖化血红蛋白（HbA1C）6.60%，甲状腺过氧化物酶抗体（TPOAb）242.80IU/ml，B 型钠尿肽（BNP）493.2pg/ml。血常规+CRP 提示：红细胞计数 $3.69×10^{12}/L$、血红蛋白 $114g/L$、平均红细胞血红蛋白浓度 $314g/L$。生化检查提示：葡萄糖（GLU）$6.00mmol/L$、尿酸（UA）$425.0\mu mol/L$、eGFR $52.9ml/min$。免疫球蛋白未见异常。免疫自身抗体检测：抗核抗体（ANA）阳性（+）、滴度 1：100、核颗粒型，细胞浆纤维型、抗线粒体 M2 型抗体（AM A－M2）弱阳性（+）。心脏彩超示：心脏起搏器置入术后，双房增大，升主动脉稍增宽，左室壁稍增厚，主动脉瓣反流（轻度），二尖瓣反流（轻度），三尖瓣反流（轻度），肺动脉高压（轻度），左室收缩功能正常、舒张功能降低，心律不齐。下肢血管彩超示：双下肢深、浅静脉未见明显异常。

治疗上给予呋塞米、螺内酯利尿等对症治疗。中医辨证予中药口服、耳穴压豆（双耳交替，心、肝、肾、胃、三焦）、普通针刺（每日 1 次，平补平泻，30～60 分钟，取双侧合谷、太冲、足三里、太溪、丰隆、水沟、阴陵泉、陶道等穴）、艾箱灸（下肢，1 次/日）等治疗。

二、病例讨论

（一）证候诊断

护师小李：

水肿的辨证要点在于辨阴阳、辨虚实、辨病变之脏腑、辨外感与内伤。辨病当属祖国医学水肿病的范畴。患者老年女性，以双下肢水肿为主要表现，脾胃内虚，运化失调，水饮内停，流注下肢，故下肢水肿，结合舌脉，辨证当属脾阳虚衰证。

脾阳虚衰证主要表现为身肿日久，腰以下为甚，按之凹陷不易恢复，脘腹胀闷，纳差便溏，面色不华，神疲乏力，四肢倦怠，小便短少，舌质淡，苔白腻或白滑，脉沉缓或沉迟。证候分析：中阳不振，健运失司，气不化水，致下焦水邪泛滥，故全身水肿，腰以下为甚；水聚皮下肌肉则按之凹陷不起；脾虚运化无力，故脘腹胀闷，纳差便溏；脾虚生化无权，故面色不华，神倦乏力，四肢倦怠；阳不化气，则水湿不行，而见小便短少；舌淡、苔白腻或白滑；脉沉缓或沉迟是脾阳虚衰，水湿内聚之征。中医治疗以温阳健脾，利水去湿为主。

规培护士小王：

老师，那么水肿怎样辨阴阳呢？

责任护士小江：

主要根据病因、发病缓急、病程长短及水肿开始部位等进行辨证。若有风邪、疮毒、水湿侵袭等诱因，且起病急骤，每成于数日之间，肿多由头面部开始，自上而下，继及全身，肿处皮肤绷急光亮，按之凹陷即起，兼有寒热并见等表证，病程较短者，属表、属实，可辨为阳水。有饮食不节，先天或后天因素所致的脏腑亏损等诱因，发病缓慢，肿多由足踝开始，自下而上，继及全身，肿处皮肤松弛、萎黄、灰滞，按之凹陷不易恢复，甚则按之如泥，病程较长者，属里、属虚或虚实夹杂，可辨为阴水。由此可见，李婆婆属于阴水脾阳虚衰证。

针对患者当前的症状，主要存在哪些护理问题呢？

三、中医护理分析

（一）主要护理问题

护士小周：

患者主要存在以下护理问题：

1. 水肿，与脾失转输有关。

2. 营养失调，与脾失健运、水液潴留及知识缺乏有关。

3. 潜在并发症（皮肤完整性受损）：与肺、脾、肾功能失调，水液潴留，泛溢肌肤有关。

责任护士小江：

那么针对患者目前的护理问题，我们可以进行哪些症候护理？

（二）症候护理

护师小谢：

1. 病情观察。观察患者水肿的部位、起始时间、程度及消长规律，辨别阳水和阴水。观察患者小便的色、质、量、味等情况，尤其注意每日尿量的变化，记录 24 小时出入量，尤其是瘀水互结者，更应加强 24 小时出入量的观察。遵医嘱测量血压和体重，如有腹水，每日测腹围；并观察各项理化检查的变化，及时记录以判断水肿消长情况。观察患者有无心悸、喘促、恶心呕吐、尿闭等，及时发现危重症及变证。如患者出现每日尿量少于 400ml 或尿闭；表情淡漠，腹胀，呼吸深长，胸满气喘，恶心、呕吐；气息短促，吐白色泡沫痰，面白唇紫，冷汗肢厥，烦躁、心悸等水气凌心之症，应立即报告医生，及时进行处理。行肾组织活检者应注意观察有无血尿及腰痛等情况发生。

2. 水肿。

1）耳穴压豆：取肾俞、输尿管、膀胱等穴。

2）中药外敷：实证患者可用麻黄 9g、细辛 3g、杏仁 6g、葶苈子 15g、椒目 10g、商陆 9g、水蛭 6g 等，研末后加入 30g 冰片装入布袋平敷于双肾区。患者属于虚证，可用薏苡仁 20g、砂仁 6g、大戟 12g、芫花 12g、泽泻 10g 等，研末后加入樟脑粉 30g 混匀后敷于双肾区，均以热水袋加温于药袋上，每次外敷 30 分钟，每日 2 次。

3）艾灸：脾肾阳虚者可艾灸水分、气海、关元、足三里、涌泉五穴，每穴 5 分钟，每日 1 次。

4）中药熏洗：可取麻黄、防风、羌活、苍术、土茯苓、红花、白鲜皮、地肤子等水煎取汁后进行全身熏洗，每次 30 分钟，以全身微出汗为宜，每日 1 次；头面部水肿甚者可用浮萍煎水熏蒸以促汗消肿。

5）热熨：阴水患者可采用药熨或热毛巾热敷脾俞、肾俞、三阴交、命门、阳陵泉、委中等穴，以温补肾阳。

6）中药保留灌肠：取生大黄、制附子、生牡蛎、蒲公英、红花、六月雪等药物浓煎成 200ml 灌肠液进行高位保留灌肠，灌肠深度 25～30cm，保留时间在 1 小时以上，每日 1 次。

7）中药离子导入治疗：取大黄、桂枝、水蛭、川芎、当归、赤芍、桃仁、红花、细辛各 15g 浓煎，将浸透以上中药浓煎剂的衬垫置于患者背部两侧肾区进行中药离子导入，每次 30 分钟，每日 1 次。

（三）疑难点讨论

主管护师小唐：

在水肿的中医治疗中，我们还可以用到发汗法。发汗法是临床常用的中医治疗表证的方法之一，《中医大辞典》记载，"汗法又称发汗法，治疗八法之一，是通过开泄腠理，调和营卫，发汗祛邪，以解除表邪的治法"。由于"表"不仅指皮毛、肌肉等在外之表，亦包含脏腑之表，因此发汗法有狭义与广义之分。狭义的发汗法多指解表法，使在表的六淫之邪随汗而解，广义的发汗法主要指通过调和阴阳、畅达气血以防治内伤疾病。近年来，发汗法在治疗水肿病证方面的应用广泛。东汉时期，张仲景将《内经》理论与临床实践紧密结合，在《金匮要略·水气病脉证并治》中提出，"诸有水者，腰以下肿，当利小便，腰以上肿，当发汗乃愈"，"风水，其脉自浮，外证骨节疼痛，恶风；皮其水，其脉亦浮，外证胕肿，按之没指，不恶风，其腹如鼓，不渴，当发其汗"。张仲景提出的发汗、利小便两大治疗水肿病证的原则，一直为后世所承袭。其在前人的基础上，创立了越婢汤、越婢加术汤、甘草麻黄汤、麻黄连翘赤小豆汤、防己茯苓汤等诸多代表方剂，奠定了发汗法的方药基础。

《素问·阴阳别论》中的"阳加于阴谓之汗"是《内经》对汗液产生机制的高度概括，即强调阴液、阳气两种物质在汗液产生过程中的重要性，是发汗法发挥疗效的物质基础。简而言之，只有阳气鼓动，阴液充沛，才能敷布而为汗。阴液的产生与脾胃功能紧密相连。发汗法治疗水肿病证的物质基础是阴液与阳气，而阴液与阳气又根植于脾肾二脏。脾生汗，肾司汗，发汗法通过药物组合以健脾生津、通阳利水，激发体内阴液与阳气的生成，为水肿病证的治疗提供广泛的物质基础。

护士长：

发汗法除了唐老师说到的以阴液、阳气为物质基础，还以玄府为结构基础。发汗法不仅需要阴阳物质的充沛，也要求阴阳升降出入道路的通畅，方可达到"阳加于阴而为汗"的目的。《素问·调经论》记载："上焦不通利，则皮肤致密，腠理闭塞，玄府不通，卫气不得泄越，故外热。"可见，若玄府不通，则道路受阻，输布异常。玄府具有分布广泛、结构微细、宜开忌合的特性，其结构功能异常与水肿的形成密切相关。首先，广义上的玄府遍布人体内外各处，内至脏腑，外达四肢百骸、皮肤肌表，所谓"无物不有""无处不在"，因而玄府结构的异常为水肿病证的形成提供广泛的结构基础。其次，玄府结构微细，既客观存在，又非肉眼所能见，具有难以名状的微观结构。因其微观，易出现堵塞又难以察觉，为水肿病证的形成提供了形态学基础。最后，玄府以开通为顺，次阖为逆，玄府是"精神、荣卫、血气、津液出入流行之道路门户"，气血津液等物质的输布及代谢活动均有赖于玄府，只有玄府畅通才能保证人体正常的生理活动。基于玄府的以上特点，张从正将皮毛、肌肤、腠理、苗窍、脉络、五脏、六腑均归于玄府范畴，认为玄府结构的破坏是水肿的主要病机，并提出"开玄府而逐邪气"的治则治法，形成了较为完整的开通玄府治疗水肿的理论体系。

责任护士小江：

两位老师从理论层面为我们讲解了治疗水肿的发汗法及其生理基础，从微观及宏观层面给我们阐述了相关知识，让我们能知其然且知其所以然。接下来，我们讨论分析一下患者的护理措施。

（四）护理措施

护师小杨：

1. 生活起居护理。调摄病室环境，避免外邪侵袭。病室要保持整洁舒适，空气清新，温暖、干燥，不潮湿阴冷。随季节交替指导患者增减衣被，以预防感冒，遇感冒流行季节，要加强病室消毒，每日用醋熏 1 次，或用中西药消毒剂熏蒸或喷洒，防止交叉感染。取舒适体位，头面及眼睑水肿较甚者应将头部抬高，下肢水肿明显者可适当抬高下肢，患者现在处于急性期，可取半坐卧位，以减轻症状。当患者症状缓解以后，可根据体力情况适当活动，但不宜劳累，重度水肿者宜卧床静养，待病情允许后再适当锻炼，以不疲劳为度。做好皮肤护理，保持床单元清洁干燥、平整，衣着应宽大柔软。

2. 饮食护理。饮食以清淡、易消化、富营养、低盐或无盐为原则，少食多餐，戒烟限酒，宜食具有利尿作用的食物，如西瓜、冬瓜、赤豆、薏苡仁等，忌辛辣、肥甘、荤腥之物，尤忌发物，如海腥、鱼虾、鹅肉等，以防水肿复发。若患者血浆蛋白略微下降，且肾功能正常，可给予高蛋白饮食，若患者肾功能明显减退，则应给予低蛋白饮食，以减轻肾脏负担。每日给予的食盐量应根据水肿程度而定，尿闭者应限制钠盐摄入，如含钾较多的橘子、蘑菇等应限食。限制饮水量，饮水量应根据小便量而定，一般以前一天的小便量加上 500ml 为宜，如伴有高热、呕吐或腹泻者可酌情增加。

辨证施食：脾阳虚衰者，饮食宜温热，忌生冷瓜果，少吃产气食物，如牛奶、豆类、红薯等，可用薏苡仁粥（《本草纲目》）或干姜粥（《百病饮食自疗》）。

3. 情志护理。主动关心患者，向其讲解水肿的相关知识及转归情况，使患者情绪稳定，积极配合治疗和护理。帮助患者树立战胜疾病的信心，可采用顺情从欲、说理开导、移情易性、以情胜情等方法，缓解患者焦虑、恐惧、抑郁等不良情绪。

4. 用药护理。患者使用峻下逐水剂时，药宜浓煎，空腹少量频服，应注意药量、方法、时间的准确，并观察用药后反应。若无效，患者体质尚可支持者，次日或隔日再服，注意血压监测，观察小便及大便次数和量，中病即止。用药期间每日准确记录 24 小时尿量，并观察水肿有无消退，伴随症状是否减轻或好转以评估疗效。定期检查血清电解质，观察有无恶心、心悸等症状，若发现异常，及时报告医生进行处理。

辨证施药：脾阳虚衰者，汤药宜浓煎，饭前温服，以免加重水肿。值得注意的是，在现代医学中，合并低钠血症的水肿性疾病是不建议严格限盐的，甚至还需要适当补充钠盐，而以前的中医自然无法得知患者的血钠水平，但在古代没有容易导致低钠血症的强效利尿剂，水肿患者出现低钠血症尤其是严重低钠血症的情况是比较少的，这使得水肿患者忌盐在古代更加具有普遍性。

护师小陈：

在现代医学中，限制钠盐摄入是治疗多种水肿性疾病的重要措施。西医认为，摄入过多钠盐可加重由于心、肝、肾功能不全所导致的水钠潴留，增加心脏后负荷和肾的重吸收负担，不但不利于水肿的消退，也会影响整体预后。有不少人认为限盐只是西医的观点，其实，中医治疗一些水肿性疾病时也重视限盐，但在限盐的程度和含义上与西医有所区别。通过分析文献记录可以看出，我国古代中医药著作在水肿病的限盐治疗上有以下几个特点：所有提及水肿病食盐禁忌的文献都是主张短期禁盐，而非少盐；多强调顽固性及病情较重的水肿需严格禁盐；部分著作中禁盐只出现在方剂和食疗法中；所有著作均未提及水肿类疾病限盐的适应类型、症候或体质。

责任护士小江：

陈老师从中医层面为我们讲解了中医限盐的观点及临床运用。现在哪位老师为患者进行个性化护理宣教？

（五）护理宣教

实习护士小张：

调适生活起居，注意保暖，少去公共场所，防止外邪侵袭。平时应避免冒雨涉水，或湿衣久穿不脱，以免湿邪外侵。注意个人卫生，保持皮肤清洁，防止疖肿、疮痈，一旦发现，及时治疗。病中应加强饮食调摄，限制水钠摄入，饮食宜清淡，忌食海鱼、虾、蟹等发物及辛辣刺激之品。切忌暴饮暴食。肿势重者应在短期内给予无盐饮食，轻者应予低盐饮食，因营养障碍而致水肿者，不必过于忌盐。严格遵医嘱用药，每日记录尿量、血压和体重。休息勿劳，动静相宜。

责任护士小江：

小张同学的护理宣教比较到位，但是在患者出院以后，应指导患者注意定期复查肾功能、电解质，并适当锻炼身体，可选择太极拳、八段锦、五禽戏等，以增强体质。指导患者调节情志，释放不良情绪，保持愉悦心情，以利于体质改善。

四、查房小结

护士长：

水肿是我们科室的优势病种，大家对疾病的辨证、护理措施、护理宣教都讲得比较完整。在此基础之上，有老师将中医发汗法、中医限盐这些理论知识融入本次查房中，值得我们在今后的护理查房中保持。

参考文献

[1] 湛韬，李杰，毛以林. 限盐在中医水肿类疾病治疗的古代文献探究 [J]. 湖南中医药大学学报，2018，38（9）：1012-1015.

[2] 谢娟，李正胜，张雄峰，等. 葛洪《肘后备急方》对水肿病的认识探微 [J]. 中华中医药杂志，2018，33（7）：2992-2994.

[3] 王桂林. 水肿的临床症状及其阴阳证候分布规律初探 [D]. 北京：北京中医药大学，2012.

[4] 阎翠兰. 火针"以肿为腧"治疗水肿 [J]. 亚太传统医药，2009，5（10）：79-80.

[5] 张朵，黄开颜，梅景雁，等. 万晓刚教授基于三焦升降论治疗水肿病经验与应用 [J]. 陕西中医，2021，42（10）：1448-1451.

[6] 孙秋华. 中医护理学 [M]. 北京：人民卫生出版社，2017.

[7] 陈佩仪. 中医护理学基础 [M]. 北京：人民卫生出版社，2017.

[8] 王英华. 中医护理方案在水肿病中的应用效果 [J]. 光明中医，2020，35（13）：2084-2086.

[9] 姚天文，韩世盛，王怡. 发汗法治疗水肿病证的源流及实质探讨 [J]. 中华中医药杂志，2019，34（11）：5156-5159.

[10] 王晓红. 谈水肿从肺脾肾论治 [J]. 中国社区医师（医学专业半月刊），2009，11（23）：16.

[11] 张伯礼，吴勉华. 中医内科学 [M]. 北京：中国中医药出版社，2017.

[12] 薄文，张锋利，李平，等. 中药离子导入的治疗进展 [J]. 中国中医药现代远程教育，2016，14（22）：150-152.

案例二十三　淋　证

【查房内容】淋证的病情观察及护理。

【查房形式】三级查房。

【查房地点】病房、学习室。

【参加人员】护士长 1 人、主管护师 2 人、护师 6 人、护士 2 人、规培护士 1 人、实习护士 2 人、中医治疗师 1 人。

一、病例概述

责任护士小江：

今天我们就一例淋证患者进行护理查房，淋证是以小便频数短涩，淋漓刺痛，小腹拘急引痛为主要临床表现的病证。凡急、慢性尿路感染，泌尿道结核，尿路结石，急、慢性前列腺炎，乳糜尿及尿道综合征等，以小便频数短涩，淋漓刺痛，小腹拘急引痛为主要临床表现者，均属本病证的讨论范围。现在由我进行病史汇报。

20 床，林女士，年龄 58 岁，因"尿频、尿急、尿痛伴腰部、小腹疼痛不适 4$^+$ 月，加重伴血尿 1 周"入院。既往史：右侧输尿管重度狭窄，炎性待排；右侧输尿管结石伴积水；慢性乙肝；乙肝后肝硬化；肝占位性质待查；慢性湿疹。手术史：5 年前全麻下行输尿管镜下右输尿管钬激光碎石＋右侧输尿管扩张＋右侧输尿管置管术。

入院症见：尿频、尿急、尿痛，疼痛难忍，小便时呈刀割样疼痛，伴血尿，尿液呈粉红色，伴少许絮状物，伴腰部、小腹疼痛不适。发病以来体重增加 4kg。入院生命体征：体温 36.2℃，脉搏 76 次/分，呼吸 20 次/分，血压 138/92mmHg，血氧饱和度 100%。患者神志清楚，精神可，慢性病容，面色红润，舌淡黯，苔黄腻；无咳嗽，无咯痰，无呻吟，诉尿频、尿急、尿痛，疼痛难忍，小便时呈刀割样疼痛，伴血尿，尿液呈粉红色，伴少许絮状物，双足背皮疹伴瘙痒，饮食、睡眠正常，大便如常。中医诊断：血淋证。

入院完善相关辅助检查。感染性疾病项目定量检测提示：HBsAg 994.222IU/ml、HBeAg 17.294IU/ml、HBeAb 58.752PEIU/ml、HBcAb 174.737IU/ml。凝血功能及血型组合提示：ATI 58.5%，PCT 0.09ng/ml。生化检查提示：AST 40U/L、GGT 64U/L、UA 505.0μmol/L。肿瘤标志物检查提示：甲胎蛋白（AFP）190ng/ml，糖类抗原（CA 15-3）160U/ml。尿干化学检查：小便颜色为淡红色、尿蛋白1+、尿隐血（BLO）3+、尿白细胞（LEU）3+。血常规、癌胚抗原测定（CEA）、糖类抗原CA125测定、大便常规未见明显异常。泌尿系统＋妇科彩超提示：右肾盂积水伴右侧输尿管扩张，左肾盂积水。常规心电图提示：窦性心律，正常心电图。

治疗上给予头孢噻肟抗感染、肾上腺色腙片止血、碳酸氢钠碱化尿液。中医给予口服中药、针刺、耳穴压豆、艾灸等治疗。

现在由哪位老师为林女士进行辨证分型？

二、病例讨论

（一）证候诊断

护师小李：

若起病急骤，或伴有发热，小便赤热，溲时灼痛，多为热淋；若以小便排出砂石为主症，或排尿时突然中断，尿道窘迫疼痛，或腰腹绞痛难忍，多为石淋；若小腹胀满较明显，小便艰涩疼痛，尿后余沥不尽，多为气淋；若溺血而痛，多为血淋；若小便浑浊如米泔或滑腻如膏脂，多为膏淋；若久淋，小便淋漓不已，遇劳即发，多为劳淋。

淋证辨证还应注意辨虚实，一般情况下，初起或在急性发作阶段属实，以膀胱湿热、砂石结聚、气机不利为主；久病多虚，病在脾肾，多以脾虚、肾虚为主。以血淋为例，由于湿热下注，热盛伤络者属实，由于阴虚火旺，扰动阴血者属虚。我们今天所查的患者为中年女性，饮食不节，脾胃受损，运化失司，内生湿热，湿热下注膀胱，故见尿频、尿急、尿痛，热伤血络，故见尿血，属血淋的湿热下注证。在治疗上治以清热通淋，辅以滋阴生津。

（二）辨证要点

实习护士小黄：

老师，那通常我们说的尿血就是血淋吗？

责任护士小江：

血淋与尿血均有小便出血、尿色红赤，甚至溺出纯血等表现。但尿血多无疼痛之感，或有轻微的胀痛或热痛，但终不若血淋的小便滴沥而疼痛难忍。故鉴别时一般以痛者为血淋，不痛者为尿血。所以两者不同，也很好区分。现在由哪位老师针对当前情况，提出相应的护理问题。

三、中医护理分析

（一）主要护理问题

护士小叶：

患者的主要护理问题如下：

1. 小便频数，淋漓涩痛，与湿热蕴结下焦、膀胱气化不利有关。
2. 腰腹疼痛，与湿热蕴结下焦、瘀血、结石、败精阻滞有关。
3. 有反复发作的危险，与劳累、复感外邪、治疗不彻底有关。
4. 恶寒、发热，与湿热壅结、正邪交争有关。

（二）症候护理

责任护士小江：

针对患者当前的情况，我们可以采取哪些症候护理？

护师小陈：

1. 病情观察。严密观察小便情况，如小便的色、质、量变化，还应注意监测患者尿常规和肾功能的变化情况。观察伴随症状，如排尿时疼痛有无缓解，是否通畅等情况。观察有无导致淋证反复发作的诱因，如过度劳累、治疗不彻底及复感外邪等。对伴有消瘦、乏力，且年龄在40岁以上者，应当警惕泌尿系统肿瘤的可能，须及时进行膀胱镜检查。

2. 辨证观察。热淋者，还应观察患者体温、脉搏、白细胞计数等情况；石淋者，观察肾绞痛的性质；血淋者，观察血尿的性质、量，小便通畅程度，防止血块阻塞尿道。

3. 腰腹疼痛。穴位按摩，取三阴交、阴陵泉、肾俞、膀胱俞等穴。耳穴压豆，取交感、神门、肾等穴。艾灸，血淋者取关元、三阴交、肾俞、行间穴、蠡沟等穴。温热疗法：肾虚腰痛者可局部热毛巾热敷、热熨或拔火罐等温热疗法以缓解症状。

（三）疑难点讨论

中医治疗师小刘：

该例血淋起于湿热，清热利湿是正治，但应注意湿热之邪最易伤阴。因而在针刺治疗中还应注意补阴。在取穴时应遵循《内经》脏病求其俞，腑病求其合，以及虚则补其母，实则泻其子的治疗原则。治疗中选用井、荥、俞、经、合中之相关要穴，由于手足六阴经荥穴在五行属火，因此可以选择：支沟（三焦经火穴，三焦者，阳气之父，决渎之官）、昆仑（膀胱经火穴）、阳谷（小肠经火穴）清其在经火热；委阳、委中、下巨虚为三经合穴，直泻其内腑之邪，缓解患者腰腹之不适；太冲、行间（肝经火穴）、内关（心包经络穴，通阴维脉，含相火），该三穴均属厥阴经且绕行小腹，阴中，又上达于目，取穴施行泻法，疗效可达经脉循行之处。选取上述穴位进行针刺治疗，可以达到缓解小便艰涩、阴中热痛的效果。以上诸穴，通力协作，可使患者血淋中的火热之邪一同解散。同时在针刺中，还可增加太溪、复溜、三阴交、阴陵泉、尺泽（肺经合穴），起到通调水道的功效。故而在治疗中兼顾了去火滋阴。在针刺手法上，可以将捻转、提插、开阖手法综合运用。

责任护士小江：

感谢刘老师对针刺治疗血淋的讲解。现在哪位老师针对患者当前的情况，提出相应的护理措施及护理宣教？

（四）护理措施

护师小杨：

1. 生活起居护理。病室宜安静、整洁、干燥，保持室内空气流通。调适寒温，避免外感，警惕夏秋之际病情反复。保持会阴部清洁卫生，每天用温水或外用洗剂清洗会阴部，或用具有清热解毒功效的中草药进行熏洗，应穿棉质内裤，并经常更换，及时治疗妇科疾病。尽量避免不必要的泌尿道及妇科器械操作如导尿等，以防感染。急性期患者应注意卧床休息，慢性期一般不宜从事重体力劳动和剧烈活动，应选择适当的锻炼方式，循序渐进增强体质。

2. 饮食护理。饮食以清淡、富有营养、易消化为原则。宜食新鲜水果和蔬菜，如青菜、萝卜、黄瓜、梨等，忌肥腻、辛辣、煎炸之品，如肥肉、火锅、油条等。每日饮水量保持在 3000ml 以上，以增加尿量，有利于湿热之邪从小便排出。辨证施食：血淋者，宜多食凉血止血的食物，如赤小豆、绿豆、冬瓜等，同时应食用富含维生素 C 的食物，如橙汁、柠檬汁等，可用鲜藕、侧柏叶捣汁服，或用葡萄煎（《太平圣惠方》）。

3. 情志护理。指导患者保持情绪稳定，心情舒畅，正确对待疾病，积极配合治疗和护理。排尿涩痛或绞痛者，应给予安慰，消除患者的恐惧、紧张心理。

4. 用药护理。急性发作期多为实证，汤药宜温服或凉服。久病虚证者汤药宜久煎、饭前服用，以增强药效。遵医嘱按疗程用药，有尿路感染者待小便培养连续 3 次阴性后方可停药。辨证施药：血淋者的中药汤剂宜在饭后 1～2 小时温服。

（五）护理宣教

规培护士小王：

劳逸结合，从事轻体力活动，避免过劳，加强锻炼，以提高抗病能力。积极参加有益的文娱活动，保持心情愉快，切忌忧思恼怒。注意个人卫生，注意保持外阴清洁。纠正忍尿不解、纵欲过度等不良生活习惯，避免不洁性生活。遵医嘱用药。饮食宜清淡、富营养、易消化，多饮水，勤排尿，忌肥腻、辛辣、煎炸之品。

责任护士小江：

两位老师分别从护理措施及护理宣教两方面进行了讲解，内容也比较全面，淋证患者的生活指导尤为重要，应帮助患者养成良好的生活习惯，避免淋证的反复发作。

四、查房小结

护士长：

淋证的治疗及护理相对比较简单，大家的掌握情况也比较好，其中中医治疗师讲解的治疗血淋的针刺疗法值得大家课后好好地消化吸收，以巩固淋证治疗及护理知识、操作的薄弱点。

参考文献

[1] 姜德友，曲婉莹. 淋证源流考 [J]. 安徽中医药大学学报，2014，33（6）：
8-10.

[2] 卢淳. 针灸治疗淋证古今文献研究 [D]. 南宁：广西中医药大学，2018.

[3] 秦克力，王莎莎. 从"肾虚"论治老年女性淋证经验 [J]. 河北中医，
2014，36（5）：687-688.

[4] 王开兴，侯效峰，王成龙，等. 中医药治疗血淋临床研究 [J]. 中国社区
医师，2020，36（5）：119-121.

[5] 刘颖涛. 淋证的古代文献研究与学术源流探讨 [D]. 北京：北京中医药大
学，2016.

[6] 孙秋华. 中医护理学 [M]. 北京：人民卫生出版社，2017.

[7] 陈佩仪. 中医护理学基础 [M]. 北京：人民卫生出版社，2017.

[8] 梁繁荣，王华. 针灸学 [M]. 北京：中国中医药出版社，2016.

[9] 张伯礼，吴勉华. 中医内科学 [M]. 北京：中国中医药出版社，2017.

案例二十四 蛇串疮

【查房内容】蛇串疮的病情观察及护理。

【查房形式】三级查房。

【查房地点】病房、学习室。

【参加人员】护士长1人、主管护师2人、护师6人、护士2人、规培护士1人、实习护士2人、中医治疗师1人。

一、病例概述

责任护士小谢：

今天我们对一例蛇串疮患者进行护理查房。蛇串疮是一种皮肤上出现成簇水疱，呈带状分布，痛如火燎的急性疱疹性皮肤病。因皮损状如蛇行，故名蛇串疮；又因常发于腰肋间，又称缠腰火丹。本病在古代文献中还被称为火带疮、蛇丹、蜘蛛疮等，常突然发病，皮肤上出现红斑、水疱或丘疱疹，集簇成群，排列成带状，在一侧周围神经分布区出现，局部有刺痛或伴淋巴结肿大。本病多见于成年人，好发于春秋季节。现代医学的带状疱疹属本病证的讨论范围。接下来由李老师进行病史汇报。

护师小李：

患者李婆婆，年龄75岁，因"右侧胁肋部疼痛伴疱疹10$^+$天"入院。10$^+$天前，患者出现右侧胁肋部疼痛，局部出现红色水疱疹，围以红晕，疼痛影响睡眠，伴乏力、困倦、食欲减退，有皮肤增厚感，自予"膏药"外敷，经外敷后疼痛同前，水疱破裂，见少许清亮疱液，遂至我院治疗。既往史：右肺上叶腺癌，慢性阻塞性肺疾病，双肺小结节，主动脉瓣、三尖瓣反流（轻度），右小腿肌间静脉血栓形成（完全栓塞），肝多发囊肿，冠状动脉粥样硬化伴轻度狭窄。手术史：腹腔镜下肝脓肿手术，腹腔镜下阑尾炎手术，VATS单孔右肺上叶楔形切除、胸膜粘连烙断、肺修补、胸腔闭式引流术。无输血史，对头孢唑林钠过敏。

入院症见：右侧胁肋部疱疹，疱疹周围皮肤红晕，疼痛影响睡眠，部分结痂，感部分皮肤增厚，全身散在红色丘疹，瘙痒剧烈，下腹痛，牵扯至会阴部，呈阵发性，活动后明显，休息后稍缓解；咳嗽，咳白色泡沫样痰，痰黏不易咳出，伴咽干咽痒，偶有咽痛，夜间为主，无胸闷气紧，无恶寒发热，纳差，食欲减退，易饥易饱，大便干结，1～3 天 1 次，小便黄。近 1 年来体重减轻 5kg。生命体征：体温 36.3℃，脉搏 71 次/分，呼吸 23 次/分，血压 122/50mmHg，血氧饱和度 98%。中医诊断：蛇串疮。

入院后完善相关检查，血常规＋CRP＋SAA 提示：HGB 97g/L、血细胞比容 30.0%、平均红细胞体积（MCV）66.5fL、平均红细胞血红蛋白含量（MCH）21.5pg，PLT 135×10⁹/L。凝血功能（七项）：FBG 4.25g/L、D-D 0.87mg/L。二便常规、感染性疾病筛查、肺癌肿瘤标志物、生化检查均未见明显异常。心电图提示窦性心律，ST-T 段改变。

治疗上予以泛昔洛韦片抗病毒，加巴喷丁胶囊止痛，甲钴胺营养神经，氨茶碱解痉，氨溴索祛痰，马来酸氯苯那敏片＋强力枇杷露止咳，孟鲁司特钠改善气道高反应性，沙丁胺醇＋布地奈德雾化吸入解痉平喘，甲地孕酮片改善食欲。中医辨证施以普通针刺、中药口服。

二、病例讨论

（一）证候诊断

责任护士小谢：

了解了患者的病史以后，哪位老师来进行辨证分型呢？

护师小陈：

蛇串疮的辨证需要先辨疾病的初期和后期。临床主要根据皮损表现、疼痛的程度及全身症状等进行辨证。若皮肤出现红斑、丘疹、水疱，色鲜红且成簇分布，疱液清亮，疱壁紧张，灼热刺痛、口苦咽干伴便秘，则为初期；若红斑消失，疱壁破裂结痂，或皮疹完全消退仅留神经痛，放射到附近部位，痛不可忍，坐卧不安，持续数月或更长时间，无明显全身症状，则辨为后期。然后辨疾病的虚实。本病以右侧胁肋部疼痛伴疱疹为主要临床表现，患者老年女性，既往有肺癌病史，脏腑气血亏虚，气虚不行，以致血瘀，皮肤失于荣养，伴肺癌病史，提示夹有邪毒，毒引皮肤，发为疱疹，故辨为气滞血瘀证。

责任护士小谢：

蛇串疮气滞血瘀证的表现：水疱减轻或消退后局部疼痛不止，放射到附近部位，痛不可忍，坐卧不安，重者可持续数月或更长时间，舌质紫黯，苔白，脉弦细。

湿热毒邪虽退，但正气未完全恢复或素体血虚可导致血脉空虚，血行不畅，不通则痛，故水疱消退后疼痛仍不止，放射到附近部位，痛不可忍，坐卧不安，甚至可持续数月或更长时间；舌质黯，苔白，脉弦细均为血虚兼血瘀之象。中医治疗以理气活血，通络止痛为主。

目前患者主要存在的护理问题有哪些呢？

三、中医护理分析

（一）主要护理问题

规培护士小王：

患者主要存在的护理问题如下：

1. 皮肤完整性受损，与湿热蕴积、外溢肌肤有关。
2. 疼痛，与湿热毒蕴，阻滞经络有关。
3. 潜在并发症（感染）：与疱壁破损有关。

（二）症候护理

责任护士小谢：

中医古籍中对蛇串疮主要为急性期治疗的记载，尚未提及后遗症期。近现代中医补充了气滞血瘀证作为后遗症期的治疗。蛇串疮后遗神经痛属于较剧烈的顽固性疼痛症之一，其自发性闪电样或撕裂样疼痛发作时常使患者寝食不安，严重影响患者生活质量。患者因此很容易产生烦躁、焦虑、抑郁等不良心理。在护理过程中，我们应关注患者的心理状况。接下来由哪位老师对患者当前的症状进行症候护理分析呢？

护师小邹：

1. 疼痛。评估患者疼痛的部位、性质、强度、持续时间及伴随症状，做好疼痛评分，可应用疼痛自评工具数字评分量表（NRS），准确记录具体分值。遵医嘱进行耳穴压豆，取肺、肝、内分泌、皮质下、肾上腺等穴。遵医嘱穴位按摩，取合谷、阳陵泉、太冲等穴，后遗神经痛可取阿是穴。遵医嘱拔火罐

（刺血）。使用中医诊疗设备，如微波、低频电流、光、电、磁等辅助治疗，以减轻疼痛。

2. 丘疹及水疱。评估皮损部位、水疱大小、疱液性状、疱壁紧张度等。指导患者修剪指甲，避免摩擦、搔抓。保持皮损处清洁干燥，忌用热肥皂水烫洗局部皮肤，忌用化学洗涤剂洗涤衣物，避免对皮肤造成刺激。指导患者采取健侧卧位，防止挤压引起水疱破裂。皮损累及眼部时，鼓励患者多做眨眼运动，防止粘连。遵医嘱使用眼药水和眼药膏，白天每2~3小时滴眼药水1次，晚上涂眼药膏后纱布覆盖；注意观察眼部病情变化及视力变化，防止眼睑粘连及溃疡性角膜炎的发生。皮损发生于头皮、腋下、外阴等毛发部位时，应剪去局部毛发，保持创面清洁。遵医嘱进行中药塌渍等，或使用中医诊疗设备，如微波、低频、光、电、磁等辅助治疗以减轻疼痛。

（三）疑难点讨论

责任护士小谢：

梅花针是中医学的瑰宝，临床用梅花针治疗皮肤疾病有很好的效果。蛇串疮的疱液中含有大量病毒，用梅花针叩刺水疱部位，放出疱液，并引起皮肤的炎性反应，可增强局部非特异性防御功能，减少后遗症的发生。具体操作如下：

1. 定穴位：选择合适的阿是穴。

2. 穴位消毒：阿是穴部位消毒，面积大于需叩刺范围。

3. 叩刺方法：可分敲击法、压击法用梅花针进行叩刺。

1）敲击法：手持针柄末端（示指、拇指），保持针头颤动，上下用力，借用针柄的弹动，敲击皮肤，针柄弹动的轻重主要依靠操作者调节，可根据患者病情控制幅度。

2）压击法：手持针柄末端（示指、拇指），用掌部压住针柄末端。靠手腕活动，给示指按住的针柄加压，此法适用于硬质针，力度由操作者掌握。叩击的强度分弱、中、强3种，具体运用那种强度要根据患者病情。叩针距离0.3~1.0cm。1次/日，7~10天为1个疗程，若患者耐受性较低或年龄较大，可分次叩针。

4. 注意事项：叩刺后患者要避免叩刺部位与床接触，以防患处摩擦发生感染。

主管护师小陈：

治疗蛇串疮的传统中医疗法很丰富，我们还可以采取毫火针半刺联合刺络法。具体操作如下：

1. 早期准备。

1）取穴：阿是穴，皮损对应节段夹脊穴、支沟穴、丘墟穴、足三里穴。

2）操作方法：根据以上取穴予碘伏常规消毒，左手持止血钳夹酒精棉球并点燃，靠近施术部位，右手持毫针于火焰外焰将针体烧至白亮，迅速刺入皮损水疱丘疹处，进针深度不超过 0.5mm，以达皮肤基底部为度，不可伤及肌肉，完毕后于点刺处行火罐疗法，留罐 10 分钟。隔日 1 次，6 次为 1 个疗程，共计 2 个疗程。

2. 治疗期间护理。

操作时患者体位要舒适，切忌针刺、拔火罐时乱动身体，以免罐子滑落。留罐期间主动询问患者感受，密切观察局部皮肤反应及患者有无其他全身反应。若患者出现以下反应，均需重新拔罐：吸附力过强，主要表现为皮肤疼痛、烧灼、麻木；吸附力太弱，主要表现为罐体不稳，有滑脱倾向。拔罐期间出血量在 1~2ml 为正常现象，出血量少可延长留罐时间，出血量多可立即起罐。起罐时要正确掌握要领，动作宜轻柔且缓慢，先用左手拇指轻按罐口周围皮肤，待空气进入罐内即刻将罐取下，切勿强行拔拽增加疼痛，同时及时用无菌纱布清除血污。治疗期间用温水洗澡，患处皮肤不宜用肥皂、沐浴露等物品擦洗。治疗期间患者勿穿紧身化纤材质的衣物，应选择柔软、棉质、宽松类衣物，同时注意休息，减少运动。

3. 治疗后护理

火针治疗后有少许渗液，待结痂后可自然脱落；若治疗部位局部出现水疱，严禁抓挠，若水疱为绿豆大小则不必处理，1~2 天可自行好转，较大的水疱用碘伏消毒局部皮肤后，在水疱的最底端用无菌注射器进行抽吸，再用干棉球吸干疱内液体。嘱患者注意室内定时通风，保持空气新鲜，室内外温差不宜过大，患者禁凉水澡、游泳及直接吹空调等。

护师小李：

还有研究显示，认时性是带状疱疹病毒所致神经疼痛的特点之一，在24：00—3：00 活跃，带状疱疹病毒的认时性导致疼痛昼轻夜重，而24：00—3：00 属子丑时辰，足少阳胆经经气旺于子时（夜间23：00—1：00），足厥阴肝经经气旺于丑时（1：00—3：00），肝胆经气的有余或不足均可体现为在相应时辰出现疼痛症状的加重。所以治疗带状疱疹，当取肝胆经穴位，可选用丘墟、太冲、足临泣等，毫针针刺，施予平补平泻法，以局部有酸胀感为度。

护士长：

火针，即用火烧针后行刺的一种针刺疗法，《中国医学大辞典》注："燔针，烧针而刺之。"《灵枢·官针》也提道："凡刺有九，以应九变。……九曰焠刺，焠刺者，刺燔针则取痹也。"本疗法能使局部皮肤轻微烫伤，促进局部组织内环境、微循环发生改变，修复损伤的神经纤维，达到缓解疼痛的作用。毫火针疗法将毫针作为传统火针的替代针具，用火烧红针体后，迅速刺入人体的腧穴或特定部位，以达到治疗疾病的目的。半刺法，取源于《灵枢》，《灵枢·官针》中曰："凡刺有五，以应五脏。一曰半刺者，浅内而疾发针，无针伤肉，如拔毛状，以取皮气，此肺之应也。"半刺法是浅入针而急速出针，仅刺皮毛而不伤肌肉，比浮刺要深些，虽属于浅刺法，但不似梅花针那样浅，适用于肌表浅层，以宣泄浅表的邪气。因为肺主皮毛，所以和肺脏相应，临床上适宜于治疗与肺脏有关的疾病及某些皮肤病。毫火针半刺和刺络法相结合，具有开门祛邪、破瘀通络、以热引热的作用，可直接速效地将瘀滞的湿热火毒祛除，能在减轻痛苦的同时达到治疗疾病的效果。

实习护士小高：

老师，以上操作反复提到的阿是穴具体指的是什么呢？

主管护师小唐：

现代教材普遍将阿是穴定义为既没有固定名称，也没有固定位置，以压痛点或者病变部位、其他反应点等作为针灸施术部位的一类腧穴。定义中穴位特点包括：穴位位置是可变动的；其存在依赖于患者的主观感觉；大多集中在病变位置。简而言之，可用"以痛为腧"概括。阿是穴理论的雏形目前最早发现于汉马王堆出土的文书中，而其思想内涵的形成则源于《黄帝内经》。对于这一类特别性质的穴位，真正用"阿是穴"来命名则是出自唐代孙思邈的《千金要方·灸例》："吴、蜀多行灸法，有阿是之法。言人有病痛，即令捏其上，若里当其处，不问孔穴，即得便快或痛处，即云'阿是'，灸刺皆验，故曰阿是穴也。"

中医治疗师小肖：

通过临床研究可以发现，阿是穴在痛症方面具有突出优势，但其不仅局限于痛症。无论是炎症还是病毒感染、气道高反应性，恰当运用阿是穴，能使原本的治疗方式疗效更加显著。

阿是穴作为疾病的反应点，往往能从局部病变窥视机体的脏器病变，由此可见阿是穴在临床应用方面的无限潜力。因为阿是穴位置、表现形式不受拘束，故也弥补了十四正经、经外奇穴的不足，使得经络系统更加完善，疾病治疗范围更加广泛。针对阿是穴，临床采取的治疗方式也是多种多样的，从中医方面的药物贴敷、针刺、灸法、放血、推拿等再到西医的穴位注射、红外线照射、低频仪等。阿是穴从单用到中西医结合治疗，可贴合疾病的特殊性采取适合的干预手段，达到最理想的临床疗效。阿是穴无论作为治疗主要穴位或是辅助配穴，从其使用频率而言，都是治疗疾病不可或缺的重要部分，阿是穴的加入能使治疗方案更加完善，达到事半功倍的效果。

责任护士小谢：

各位老师根据临床实践及中医典籍中的记载向我们分享了关于蛇串疮中医外治法的操作流程、操作原理、穴位选定。接来下我们再来讨论关于李婆婆疾病的具体护理措施。

（四）护理措施

护师小邹：

1. 生活起居护理。保持病室环境清洁舒适，空气流通。床单、被褥、内衣要选用纯棉制品，保持清洁干燥。衣服宽大，以免摩擦引起疼痛。忌用化学洗涤剂洗涤衣物。注意休息，保证睡眠充足。为防止挤压水疱，指导患者取健侧卧位。保持皮损处皮肤清洁干燥，忌用热水烫洗局部皮肤。皮损糜烂渗出时给予湿敷，严格无菌操作。当疱疹发于头部时，应剪去局部头发，保持创面清洁，预防感染。当疱疹累及眼部时，应协助患者点眼药，保持眼睛的清洁卫生。避免强光刺激，鼓励患者多做眨眼动作，防止粘连。指导患者修剪指甲，避免搔抓。

2. 饮食护理。饮食以清淡、易消化为原则，宜多食新鲜水果和蔬菜，忌食辛辣、刺激性食物，忌鱼腥虾蟹、鸡、羊肉等发物，禁烟、酒。辨证施食：气滞血瘀者，宜食行气、活血化瘀之品，如丝瓜汤、白萝卜、陈皮、黑木耳等，忌食甜食等易胀气之品。

3. 情志护理。因本病常导致肝气郁结，再加上疼痛影响，患者通常会出现焦虑、烦躁、易怒等，因此，护士应该疏导患者，多与患者沟通交流，耐心向患者讲解疾病的有关知识，使之对神经痛有正确的认识，了解疾病的转归和发展过程，消除顾虑和恐惧，使患者保持心情愉快、情绪稳定。护理工作要及时准确，尽力排除各种不良因素的影响，使患者怡情悦志、配合治疗。指导患者通过聊天、听广播等活动，转移注意力，以减轻疼痛。

4. 用药护理。服药期间注意观察药物不良反应，如出现食欲减退、恶心、呕吐、腹痛、便溏者，立即报告医生，并做好记录。止痛药宜饭后服用。辨证施药：气滞血瘀者汤剂宜饭后温服。

责任护士小谢：

对于蛇串疮患者，尤其是后遗神经痛的患者，心理干预尤为重要，我们在进行中医传统治疗的同时应结合心理干预，比如暗示性心理干预、支持性心理干预、激励式心理干预。采用中西结合的方式，为患者提供更好的就医体验。除此之外，我们还可以采取中医的情志护理，如五音疗法，患者可以聆听角调的音乐，其五行属"木"，具有柔和舒缓、亲切清新的特点，演奏或聆听角调音乐，如《梅花三弄》《平沙落雁》等，可以疏肝解郁、柔肝健脾。接下来由小高为患者进行疾病的护理宣教。

（五）护理宣教

实习护士小高：

保持良好的精神状态，忌发怒，情绪开朗，心气平和。饮食宜清淡，忌辛辣刺激、膏粱厚味，忌鱼腥虾蟹等发物。多吃新鲜水果蔬菜，多吃清热解毒、行气通络之品。平时适当加强体育锻炼，如八段锦、太极拳等，增加机体的抗病能力。局部遗留神经痛时，给予积极治疗。

四、查房小结

护士长：

今天的查房大家讨论得很积极，以蛇串疮疾病为基础，对中医外治法进行了由浅入深的讨论，下次我们还可以邀请中医治疗师现场进行针刺演示，让大家真正地做到理论、实践相结合，切实提高护理质量。

参考文献

[1] 卢懿，芦盛贞. 运用"随症采集"法中医特色护理方案在蛇串疮患者中的效果观察 [J]. 现代诊断与治疗，2021，32（3）：469-470.

[2] 禹建春，罗向华，吴昌枝，等. 自制木豆叶浸膏外敷治疗蛇串疮的临床观察 [J]. 中国中医药科技，2021，28（3）：480-481.

[3] 赵莉莉，李承业. 从瘀论治蛇串疮 [J]. 光明中医，2020（8）：1221-1222.

[4] 宋爽. 中医综合疗法治疗气滞血瘀型带状疱疹（蛇串疮）的回顾性分析 [D]. 沈阳：辽宁中医药大学，2016.

［5］刘蔚蓝. 叩刺拔罐法治疗气滞血瘀型蛇串疮的临床观察［D］. 长春：长春
　　中医药大学，2014.

［6］孙秋华. 中医护理学［M］. 北京：人民卫生出版社，2017.

［7］陈佩仪. 中医护理学基础［M］. 北京：人民卫生出版社，2017.

［8］王丹青. 梅花针叩刺放血疗法配合拔罐治疗蛇串疮效果观察［J］. 皮肤病
　　与性病，2019，41（4）：530－532.

［9］朱璇璇，段培蓓，吴常征. 毫火针半刺联合刺络法治疗蛇串疮的护理体
　　会［J］. 中西医结合护理（中英文），2018，4（1）：61－63.

［10］白杨，刘俊涛，尹爱兵，等. 火针治疗蛇串疮的操作流程［J］. 光明中
　　　医，2018，33（10）：1452－1454.

［11］赵丰英，石彩玲，左成明. 梅花针叩刺治疗蛇串疮的临床应用与外治护
　　　理体会［J］. 中国社区医师，2018，34（21）：155－157.

［12］苑娟. 火针联合刺络拔罐治疗蛇串疮的护理体会［J］. 天津护理，2017，
　　　25（2）：142－143.

［13］马玲，代玲. 中医情志护理对蛇串疮后遗神经痛患者心理状况的影响探
　　　析［J］. 临床医药文献电子杂志，2019，6（54）：111.

［14］程宏斌，伍景平，王岷珉. 试析蛇串疮及后遗神经痛证治的古今差
　　　异［J］. 新中医，2016，48（12）：171－172.

［15］蒋彦彦. 激励式心理干预联合中药塌渍对带状疱疹后遗神经痛患者症状
　　　改善、睡眠质量及生活质量的影响［J］. 国际护理学杂志，2020，39
　　　（21）：3932－3935.

［16］罗远霞，陈艳春，包华东. 支持性心理干预在带状疱疹患者疼痛管理中
　　　的应用［J］. 齐鲁护理杂志，2020，26（11）：100－102.

［17］金文娟，朱银银，王婷婷. 暗示性心理干预模式对带状疱疹后神经痛患者
　　　疼痛程度的影响研究［J］. 当代护士（下旬刊），2020，27（6）：127－130.

［18］吕鹏，李芮. 中医五音疗法研究进展［J］. 河南中医，2021，41（8）：
　　　1291－1296.

［19］李茜，吴明霞. 阿是穴的临床应用［J］. 中医临床研究，2021，13（2）：
　　　146－148.

［20］国家中医药管理局药政司. 19个病种中医护理方案［M］. 北京：中国
　　　中医药出版社，2015.

案例二十五 痹 证

【查房内容】痹证的病情观察及护理。
【查房形式】三级查房。
【查房地点】病房、学习室。
【参加人员】护士长1人、主管护师2人、护师6人、护士2人、规培护士1人、实习护士2人、中医治疗师1人。

一、病例概述

责任护士小李：

今天我们就一例痹证患者进行护理查房，痹证是由风、寒、湿、热等邪气闭阻经络，影响气血运行，导致肢体筋骨、关节、肌肉等发生疼痛、重着、酸楚、麻木，或关节屈伸不利、僵硬、肿大、变形等的病证。轻者病在四肢关节肌肉，重者可内舍于脏。凡风湿性关节炎、类风湿关节炎、骨关节炎、风湿热、坐骨神经痛、骨质增生等疾病以痹证为主要临床表现者，均属本病证的讨论范畴。现在由我们组的实习同学进行患者的病史汇报。

实习护士小乔：

32床刘女士，年龄58岁。因"双膝关节疼痛10^+年，双膝关节肿大1^+月"入院。10^+年前患者无诱因出现双膝关节阵发性酸痛不适，久行、久坐后可加重，休息时可缓解，无头晕头痛、肢体麻木，无运动及二便障碍，病程中多次于当地医院及诊所行相关物理治疗（具体不详），症状反复。现患者为求进一步诊治来我科就医。既往史：病毒性脑炎可能，坠积性肺炎，右肺中叶内侧段及左肺上叶下舌段亚段肺不张，左肺顶部占位（钙化灶），钙化型脑膜瘤，焦虑抑郁状态，右侧锁骨下动脉起始部斑块形成伴狭窄。

入院症见：患者双膝关节呈阵发性酸痛不适，双膝关节肿大，活动不利，久行、久坐后可加重，休息时可缓解，纳眠可，二便调，体重无明显变化；舌淡苔薄白，脉细。

入院后完善相关检查，生化检查提示：ALT 66U/L，AST 38U/L。血常规提示：白细胞计数 $3.23 \times 10^9/L$、血小板计数 $85 \times 10^9/L$。膝关节 MRI 检查提示：双侧膝关节退行性病变，双侧膝关节骨关节炎。

治疗上予洛索罗芬外贴止痛，中医辨证施治给予中药口服、耳穴压豆、针灸、中频电流、微波、烫熨、电磁波等治疗，以通络止痛。

二、病例讨论

（一）证候诊断

责任护士小李：

痹证的发生，正虚卫外不固是内在条件，感受外邪是外在条件。痹证初起病位在肢体、皮肉、经络，久病则深入筋骨、脏腑。风、寒、湿、热、痰、瘀等邪气滞留肢体筋脉、关节、肌肉，经脉闭阻，不通则痛，是痹证的基本病机。病机的关键是经络闭塞，气血不通，脉络绌急。本病初起以邪实为主，邪在经络，累及筋骨、肌肉、关节。邪阻经脉，则影响气血津液运行输布，血滞为瘀，津停为痰，痰浊瘀血在疾病的发展过程中起着重要作用。痹证日久，耗伤气血，损及肝肾，虚实相兼；部分患者肝肾气血大伤，而筋骨、肌肉、疼痛、酸楚症状较轻，表现为以正虚为主的虚痹。痹证日久，容易出现以下三种病理变化：一是风寒湿痹或热痹日久不愈，气血运行不畅日甚，瘀血痰浊阻闭经络，出现皮肤瘀斑、关节周围结节、关节肿大畸形、屈伸不利等；二是病久耗伤正气，呈现不同程度的气血亏损或肝肾不足症候；三是痹证日久不愈，病邪由经络累及脏腑，出现脏腑痹病。其中以心痹较为常见，《素问·痹论》有"五脏皆有合，病久而不去者，内舍于其合也"，"心痹者，脉不通，烦则心下鼓，暴上气而喘"。病程短的实证，若治疗得当，多可治愈。若病情缠绵，反复发作，日久不愈变成虚实夹杂之证，治疗则难，预后亦差。了解了痹证的病因病机以后，现在由哪位老师为患者的疾病进行辨证分型？

护师小陈：

痹证的辨证要点在于辨病邪和病性、辨疾病的虚实。患者为中老年女性，以双膝关节疼痛，双膝关节肿大为主要表现，属祖国医学痹证范畴。中老年女性患者，阳气渐虚，阴寒内生，阻滞经络，经气不通，发为疼痛，辨为寒湿阻络证。

三、中医护理分析

(一) 主要护理问题

责任护士小李:

明确了患者疾病的辨证分型以后,哪位老师来分析下目前患者主要存在的护理问题?

护士小叶:

目前患者主要存在的护理问题包括:

1. 关节疼痛,与风、寒、湿、热邪痹阻经络,气血运行不畅有关。

2. 生活自理能力下降,与痹证久治不愈、肢体疼痛、关节畸形、活动困难有关。

3. 焦虑,与对疾病缺乏正确认识或肢体疼痛、活动困难,影响生活质量有关。

4. 潜在并发症(痿证),与肝肾精血亏虚、筋脉肌肉失养、久痹成痿有关。

5. 潜在并发症(心悸),与痹证日久、内舍于心有关。

(二) 症候护理

责任护士小李:

针对目前患者主要的临床表现,我们可以采取哪些症候护理呢?

护师小李:

1. 病情观察。注意观察患者疼痛的部位、性质、程度及与气候变化的关系;观察皮肤、汗出、体温、脉搏、伴随症状的变化等,以辨别病邪的偏盛;了解关节是否有强直畸形,其活动受限的程度。

2. 关节疼痛。穴位按摩:患者膝关节疼痛,可取环跳、阳陵泉、三阴交、膝眼、委中、风市穴,可加用商丘等穴振奋脾阳以化湿。局部温热疗法:可采用艾灸、隔姜灸、熏蒸、热敷、热熨、拔火罐、中药离子导入、药熨、温泉浴、红外线照射等对症治疗。中药贴敷:可用生川乌、生半夏、生南星各15g,肉桂、樟脑各10g,共研细末,每次取适量摊在普通膏药中,敷贴患处。

（三）疑难点讨论

中医治疗师小肖：

热补针法是郑魁山教授简化烧山火手法和进火法等复杂手法后形成的一种传统针刺手法，操作简便，具有温经通络、散寒止痛的作用，对于虚寒证及寒凝所致的痹证疗效肯定。该法以疼痛局部取穴为主，加以辨证配穴和循经远端取穴，施以热补针法刺激而获效。在治疗寒湿阻络型痹证时，我们可以采用热补针法。

取穴原则：以疼痛局部取穴为主，加以辨证配穴和循经远端取穴。

局部取穴：取阿是穴及患者受累关节周围腧穴。患者主要是双膝关节肿痛，可取鹤顶、阴陵泉、犊鼻、内膝眼、膝阳关、梁丘、足三里。

具体操作：嘱患者仰卧，穴位常规消毒，用 0.3mm×40mm 一次性毫针，施以热补针法。操作者左手示指或拇指紧按所针穴位，右手将针刺入穴内，候其气至，左手加重压力，右手拇指向前连续捻按 5 次；针下沉紧后针尖拉着有感应的部位，连续重插轻提 5 次；拇指再向前连续捻按 5 次。反复操作 1 分钟，最后使针下沉紧，留针 30 分钟。每天针刺 1 次，连续 5 天为 1 个疗程，疗程间休息 2 天，共治疗 4 个疗程。

规培护士小王：

如果患者的痹证是发生在其他部位，我们在使用热补针法时应选取哪些穴位？

中医治疗师小肖：

针对热补针法，我采用边讲边操作的形式，更利于各位老师了解相关操作要点。针灸"捻转补（泻）法"出自《内经》。将捻转法从针刺的基本动作，发展为独立的补泻手法，大约肇始于金元时期，《针灸学》明确规定了捻转补泻的具体操作：针下得气后，捻转角度小，用力轻，频率慢，操作时间短者为补法（反之则为泻法）。教材中对烧山火法（热补法）的讲述为：先将针刺入腧穴应刺深度的上1/3（天部），得气后行捻转补法或紧按慢提九数，继之退回至浅层，称为一度；再将针刺入中1/3（人部），如上施术；然后将针刺入下1/3（地部），如上施术。如此反复操作数次，再把针按至深层留针，可配合呼吸补泻中的补法。以疼痛局部为中心加以辨证配穴和循经远端取穴。局部取穴：取阿是穴及患者受累关节周围腧穴，肘关节可取曲池、尺泽；腕关节可取合谷、阳池、外关、阳溪、腕骨；指关节可取八邪；膝关节可取鹤顶、阴陵泉、犊鼻、内膝眼、膝阳关、梁丘、足三里；踝关节可取解溪、昆仑、悬钟；

趾关节可取八风、太冲。辨证配穴：风邪偏重者配血海、三阴交；寒邪偏重者配肾俞、腰阳关；湿邪偏重者配阴陵泉、足三里、丰隆；热邪偏重者配大椎、曲池；肝肾不足者配太溪、三阴交、肝俞、肾俞；另外可根据疼痛部位循经远端取穴，其中曲池、合谷、外关、阴陵泉、梁丘、足三里、昆仑施热补针法，其余各穴施平补平泻法。

主管护师小陈：

在治疗患者这类型的痹证时，我们还可以采取子午流注纳子法中医定向透药法。选穴足少阴肾经。《灵枢·经脉》记载："肾足少阴之脉：起于小指之下，斜走足心，出于然谷之下，循内踝之后，别入跟中，以上内，出腘内廉，上股内后廉，贯脊属肾，络膀胱。"子午流注基于中医理论"天人相应"的整体观，发展成熟于金元时期，子午言时间，流注喻气血运行，其认为人体的气血流注随着时间的推移出现周期性变化，应按时取穴、因时而治。根据子午流注气血循行规律，选择每日酉时（17：00—19：00）予透药治疗，酉时是气血循行注入肾脏的阶段，此时足少阴肾经最旺，刺激复溜及阴谷穴，行中医定向透药治疗，可使肾气得到充分的濡养，复溜为足少阴肾经的经穴，在太溪穴直上2寸处，小腿内侧，跟腱的前方，除了具有良好的清退虚热功效之外，还有很好的解毒作用，其作用与中药胡黄连的功能比较相近；阴谷是肾经原穴，当屈膝时，位于半腱肌肌腱与半膜肌肌腱之间，在腘窝内侧，其效用和中药怀牛膝的作用较为接近，具有滋补肝肾、祛风除湿及强健筋骨的作用。在酉时选择这两个穴位，可达到补肾，舒经通络，活血化瘀，调和阴阳的作用，经络通畅，脏腑气血调和，便能减轻患者疼痛不适。

责任护士小陈：

中医定向透药治疗作为新型中医适宜技术，将传统中医药与医用物理学有机结合，能准确快速地作用于患部，以达到活血舒筋、散寒止痛、祛风胜湿的目的，用于治疗各种痛证及痹证，应用广泛。它通过独创的非对称中频电流产生的电场，对药物离子产生定向推动力，促使药液从患部肌腠直接吸收，使药物中的有效成分更深入、更有效地透过皮肤黏膜快速进入人体，应用透药电极片使局部的皮肤温度变高，促进血液循环，热力的作用可以加速皮肤表面对于药物的吸收，增加治疗的效果。跟单纯的局部外涂药膏相比，离子导入对于膝痹患者的治疗和护理效果更具有优势，提高了膝部疼痛患者的治疗效果。通过几位老师的讲解，我们对膝痹的中医外治法有了一定的了解，现在由哪位老师向大家讲解患者的主要护理措施及护理宣教呢？

（四）护理措施

护师小陈：

1. 生活起居护理。病室清洁干燥，阳光充足，空气流通，温度适宜，避免阴暗潮湿。注意保暖，随气候变化及时增衣添被。急性期应卧床休息，减少关节活动。疼痛肢体可用软垫保护，采取舒适卧位，以减轻患者疼痛。患者睡硬板床为宜，注意经常变换卧位，同时保持关节处于功能位，避免受压发生畸形。病情稳定，疼痛减轻后，应鼓励和协助患者进行肢体活动。关节不利或强直者，应定时做肢体的被动活动，然后从被动到主动，由少而多，由弱而强，循序渐进，以加强肢体功能锻炼，恢复关节功能。长期从事水上作业及出入冷库者，要尽量改善工作环境。

2. 饮食护理。饮食应以高热量、高蛋白、高维生素、易消化的食物为主，忌生冷、肥甘厚腻之品。痹证急性期特别是兼有发热时，饮食应以清淡为主，久病正气亏虚时可适当滋补。辨证施食：风寒湿痹者，宜食温热食物，忌食生冷之品。

3. 情志护理。不良情绪可导致疼痛加重，故应加强情志护理，关心、体贴、耐心帮助患者，减轻患者的心理压力，使患者情绪稳定、心境良好、精神放松，树立战胜疾病的信心。痹证病程较长，缠绵难愈，加之还需要一定时间的绝对卧床休息，生活自理困难，患者易出现情绪消沉、抑郁，甚至悲观失望，应积极给予情志疏导，消除患者悲观抑郁的情绪，增强其信心，积极配合治疗。

4. 用药护理。严格按医嘱给药，并严密观察用药后的反应。如患者药方里应用乌头等有毒性的药物时，应从小剂量开始，逐渐增加，并须先煎乌头30~60分钟，再与其他药物合煎。服药方法，取药汁加白蜜稍煎，分两次温服。服药后要加强巡视，观察有无毒性反应，如发现患者唇舌发麻、头晕、心悸、脉迟、呼吸困难、血压下降等时则为乌头中毒反应，应立即停药，并报告医生及时抢救。应用全蝎、蜈蚣等药性峻猛的虫类药物时，可研末装入胶囊内吞服。辨证施药：寒湿阻络证患者中药汤剂宜饭后温服。

（五）护理宣教

护士小周：

指导患者避免诱发本病的原因，如季节变化、受寒着凉、涉水、汗出当风、久居湿地等，注意防寒保暖，改善生活及工作环境，保持室内干燥、阳光充足。积极防治外感疾病，如感冒、扁桃体炎、牙龈炎等。指导患者加强体育锻炼，如八段锦、太极拳等，以增强体质。加强肢体功能锻炼，防止痹证的复发或迁延。

实习护士小余：

老师，患者在进行中药熏蒸过程中出现不同程度的口干、口渴，而其他患者也反映在中药熏蒸后局部皮肤出现了色素沉着，这些症状与中药熏蒸有什么关系呢？

责任护士小李：

小余同学平时工作很仔细，中药熏蒸的不良反应主要为烫伤、受凉、虚脱、皮肤附件的损害等。有研究显示，患者在熏蒸期间最容易发生、最多见的是内热症状，护士应当引起注意。女性发生中药熏蒸不良反应的风险较男性高。有资料表明，女性的生理特征会影响药物在体内的分布，所以女性比男性能获得更高的血药浓度，因此更容易发生不良反应。由于中药熏蒸有良好的发汗效果，在熏蒸的过程中需要控制好熏蒸的部位及发汗量，如果熏蒸期间补充水分不及时，可导致久蒸汗下、热盛伤阴、津伤化燥而出现内热症状，表现出口干、咽喉疼痛等；熏蒸时间过长易使药物在皮肤表面蓄积而引起皮肤的色素沉着等。

四、查房小结

护士长：

今天的查房延续了前几次的特点，中医治疗师参与护理查房，对科室中医疗法中的一些新业务、新技术进行了讲解，并结合了实操，相信对大家能有很大的帮助。今天小余同学提的问题，很值得我们深思。了解中药熏蒸不良反应的性别差异，有利于引导医护人员对不同性别的患者用药进行个体化调整，以减少临床中药熏蒸不良反应的发生，为优质护理服务的开展提供更丰富的临床资料。我看过一则报道，在其他条件不变的情况下，熏蒸天数每增加 1 天，发生不良反应的危险比是 1.016，建议在临床工作中，严格把握患者的症候转归及中药熏蒸的疗程，尽可能减少中药熏蒸不良反应的发生。

参考文献

[1] 朱博雯. 热补针法治疗寒湿痹阻型类风湿关节炎的随机对照研究 [D]. 兰州：甘肃中医药大学，2016.

［2］甘振宝，唐宏亮，庞军，等. 中医外治法干预痹症的研究概况［J］. 按摩与康复医学，2020，11（1）：4－6.

［3］朱文，汪悦.《临证指南医案》痹症诊疗特色分析［J］. 中国中医基础医学杂志，2019，25（10）：1358－1359，1480.

［4］刘仁飞，张淑卿，朱梦真. 痹症病人中药熏蒸不良反应的发生情况及相关因素分析［J］. 护理研究，2019，33（10）：1771－1773.

［5］徐依，陈杨，张银华，等. 火疗法的临床研究进展［J］. 护理研究，2018，32（3）：359－361.

［6］孙秋华. 中医护理学［M］. 北京：人民卫生出版社，2017.

［7］陈佩仪. 中医护理学基础［M］. 北京：人民卫生出版社，2017.

［8］聂彩云，范卉，马春霞，等. 子午流注纳子法中医定向透药治疗膝痹病的效果及护理［J］. 中西医结合护理（中英文），2018，4（6）：38－41.

［9］袁博，梁柱，王金海等. 热补针法治疗寒湿阻络型大骨节病临床观察［J］. 中国针灸，2017，37（2）：143－147.

［10］苏成红，蒲永乐，张延菊，等. 郑氏"热补针法"的临床和实验研究进展［J］. 甘肃中医药大学学报，2016，33（6）：84－87.

［11］梁繁荣，王华. 针灸学［M］. 北京：中国中医药出版社，2016.

案例二十六　面　瘫

【查房内容】面瘫的病情观察及护理。
【查房形式】三级查房。
【查房地点】病房、学习室。
【参加人员】护士长 1 人、主管护师 2 人、护师 6 人、护士 2 人、实习护士 2 人。

一、病例概述

护士长：

面瘫俗称口眼歪斜，西医病名为面神经麻痹，本病在任何年龄均可发生，但以青壮年多见，本病为单纯性的面颊筋肉迟缓，患者无半身不遂、神志不清等。现代西医学认为面神经麻痹的发病机制复杂，多因吹风受凉、病毒感染等引起的营养面神经的血管收缩缺血，致毛细血管扩张，面神经水肿受压引发本病，面神经病变为水肿和脱髓鞘。目前临床上常采用营养神经药物和一些激素类药物治疗，不良反应较多，且见效较慢。而中医通过辨证论治，结合个体差异采用不同治疗方法，可达到提高临床疗效的目的。

王女士，您好！打扰您了！今天我们就您的病情进行护理查房，目的是让大家学习关于您病情的临床和护理知识，从中您也可以获得疾病的一些注意事项，有可能会需要您配合完成一些查体，希望能得到您的配合。

患者王女士：

好的，我会配合的。

护士长：

感谢您！请责任护士小陈汇报一下患者的病史。

责任护士小陈：

5 床患者王女士，52 岁，因"右侧眼睑闭合不全伴左侧口角歪斜 2⁺ 天"入院，2 天前，患者吹空调及风扇后，感右侧颜面部麻木不适，右眼闭合不全，露白 2mm，右侧额纹及鼻唇沟变浅，伴流泪，口角左歪，饮水时口角漏水，鼓腮稍漏气，伴右侧耳后疼痛，无耳心痛，无耳道疱疹及渗出，无发热畏寒，无头痛头晕，无恶心呕吐，无行走不稳，无手足麻木，为求进一步治疗，遂入我科。

入院症见：患者神志清楚，语言流利，自述纳眠可，二便正常，舌苔薄白，脉细。体温 36.5℃，心率 78 次/分，呼吸 17 次/分，血压 133/72mmHg，血氧饱和度 98%，血糖 7.1mmol/L。中医辨证：面瘫，风寒袭络证。

入院后给予泼尼松抗炎，甲钴胺、维生素 B₁ 营养神经治疗，中医辨证予以中药口服、艾灸、针灸、耳穴压豆、中频电流、烫熨、电磁波等治疗调理脏腑功能。

二、病例讨论

（一）证候诊断

护士长：

小陈的病史汇报比较详细，其中提到患者面瘫的辨证分型属于风寒袭络证，那么她的辨证依据是什么呢？

主管护师小唐：

中医认为面瘫发病多由机体正气不足，脉络空虚，卫外不固，风寒或风热乘虚侵袭，以致经气阻滞，经筋失养，经筋功能失调，筋肉纵缓不收。患者吹空调和风扇感风寒，邪客于颜面经络，经气不畅，颜面筋肉失于温煦，不能随意活动，发为本病。加之患者舌苔薄白，脉细，因而辨证为风寒袭络证。

（二）辨证要点

护士长：

通过唐老师的发言，大家可以看出"症""证""病"是中医学中三个不同的概念。"症"即症状和体征，是疾病的具体临床表现，如发热、咳嗽、头痛等。"证"即证候，是指在疾病发展过程中某一阶段的病理概括。"证"比"症"能更全面、更深刻、更准确地揭示疾病的本质。"病"是对疾病发展全过程中特点与规律的概括，如感冒、中风等。一病可以有数证，而一证又可见于多病之中。接下来我们再来了解一下面瘫有哪些证型？

护士小张：

面瘫主要有四种证型：

1. 风寒袭络。突然口眼歪斜，眼睑闭合不全，有面部受寒史，舌淡，苔薄白。

2. 风热袭络。突然口眼歪斜，眼睑闭合不全，继发于感冒发热，或咽部感染，舌红，苔黄腻。

3. 风痰阻络。突然口眼歪斜，眼睑闭合不全，或面部抽搐，颜面麻木发胀，伴舌红，苔黄腻。

4. 气虚血瘀。口眼歪斜，眼睑闭合不全，日久不愈，面肌时有抽搐，舌淡紫，苔薄白。

三、中医护理分析

（一）症候护理

实习护士小赵：

原来面瘫在中医中有那么证型啊，那是不是每一种证型都对应不同的护理措施呢？

护士长：

是的，在中医护理中讲究的是辨证施护，辨证施护不同于对症护理，辨证施护是在确立疾病的诊断之后，根据疾病确定护理的原则。由于一种疾病的不同阶段可以出现不同的证候，而不同的疾病有时在其发展过程中，却可以出现相同的证候。因此，同一疾病由于证候不同，治疗也就不同，而不同的疾病只要出现相同的证候，就可以采用相同的治疗和护理方法，这就是中医"同病异护"和"异病同护"的意义所在。现在哪位老师介绍一下患者的辨证施护措施？

护师小周：

患者目前的主要症状为口眼歪斜，颜面部麻木，眼睑闭合不全，我们可以分别实施以下的中医护理措施。

1. 口眼歪斜。每日注意观察患者口眼歪斜的程度和方向。指导患者面肌运动，包括抬眉训练、闭眼训练、耸鼻训练、示齿训练、努嘴训练、鼓腮训练等。红外线照射患侧面部。予以中药热熨面部。予以患侧面部颊车、地仓、翳风等穴隔姜灸治疗。可指导患者取太阳、承浆、阳白、鱼腰、承泣、四白、地仓、颊车、印堂、翳风、迎香等穴进行穴位按摩。

2. 眼睑闭合不全。每日观察患侧眼睑闭合的程度。进行眼部护理，注意眼部卫生，擦拭时尽量闭眼，由上眼睑内侧向外下侧轻轻擦拭。指导患者在睡觉或外出时佩戴眼罩或有色眼镜，避免强光刺激眼球，遵医嘱给予营养、润滑、抗感染眼药水滴眼或眼膏涂眼，以保护角膜及预防眼部感染。进行穴位按摩，取患侧太阳、阳白、鱼腰、承泣、四白、印堂等穴。使用甲钴胺进行穴位注射，取足三里、三阴交等穴。

3. 颜面麻木。予以患者患侧面部中药烫熨。指导患者运动面肌，包括抬眉训练、闭眼训练、耸鼻训练、示齿训练、努嘴训练、鼓腮训练等。指导患者进行穴位按摩，取患侧太阳、承浆、阳白、鱼腰、承泣、四白、地仓、颊车、印堂、翳风、迎香等穴。取穴面颊、肝、口、眼、皮质下等穴进行耳穴压豆。取患处颊车、地仓、太阳、翳风等穴进行穴位贴敷。

实习护士小崔：

老师，在症候护理中提到的隔姜灸是一项怎样的中医护理技术呢？

护师小王：

周围性面瘫发病初期多由面部少阳、阳明经脉受寒邪侵袭，经气阻滞，经筋失濡养所致。颊车、地仓属足阳明胃经，翳风属手少阳三焦经，善治风邪所致疾病，具有祛风消肿、活血通络之效。生姜挥发油中含有水芹烯、姜烯等成分，可驱寒散邪；艾绒属温热之物，两者联用可发挥温通气血的作用。艾绒放于姜片上，并置于所选穴位处点燃，通过经络传导药物可产生祛邪扶正、疏通经络、濡养经筋的作用，可抵御外邪、缓解麻痹神经，减轻患者的面瘫症状。

护士长：

根据辨证施护的原则，隔姜灸适宜于风寒袭络的患者，对于风热等导致的面瘫是不适宜的。接下来我们再讨论下患者目前主要的护理问题。

（二）主要护理问题

护师小杨：

目前患者存在的主要护理问题如下：

1. 疼痛，与经气阻滞、经筋失养有关。

2. 焦虑、担心面容改变，与邪气乘虚侵袭脉络导致经络痹阻有关。

3. 咀嚼困难，与气血运行不畅、经脉肌肉失于濡养有关。

4. 潜在感染的风险：口腔感染、眼部感染。

5. 潜在并发症：面肌痉挛或萎缩。

（三）护理宣教

护士长：

面瘫患者在生活中应该注意些什么呢？

护师小张：

1. 生活起居。病室避免对流风，慎避外邪，注意面部和耳后保暖，热水洗脸，外出佩戴口罩；保持口腔清洁，餐后漱口，可以遵医嘱用清热解毒类中药汤剂进行口腔护理，预防感染；保护眼睛，闭眼、注意休息，保证充足睡眠，减少用眼。外出时戴墨镜，睡觉时可戴眼罩或盖纱布块等。予以患侧眼睛滴眼药水或涂药膏，既可以起到润滑、消炎、营养眼睛的作用，又可以预防眼睛感染。

2. 饮食指导。根据患者的舌苔脉象及病因病机进行辨证，属于风寒袭络证，宜食辛温祛风散寒的食品，如大豆、葱白、生姜等。

3. 情志护理。由于面瘫会导致患者外表改变，特别是女性患者，易由此产生不良情绪，应疏导紧张情绪，鼓励家属多陪伴，建立良好的社会支持关系，共同正视疾病。指导患者倾听舒心的音乐或喜悦的相声，抒发情感，排解悲观情绪；鼓励病友间相互交流治疗体会，提高认知，调摄情志，增强信心。

4. 用药护理。中药宜温服，忌生冷、辛辣等食物，中药与西药服用时间应间隔半小时以上。

护师小叶：

我再补充一点，面瘫患者还应积极进行面肌康复训练，王女士，您现在可以跟我一起进行面肌锻炼。

1. 抬眉训练：抬眉动作的完成主要依靠枕额肌额腹的运动。上提健侧与患侧的眉目，有助于抬眉运动功能的恢复。用力抬眉，呈惊恐状。每次抬眉10~20次，每日2~3次。

2. 闭眼训练：闭眼的功能主要依靠眼轮匝肌的运动收缩完成。训练闭眼时，在开始时轻轻地闭眼，两眼同时闭合10~20次，如不能完全闭合眼睑，露白侧可用食指的指腹沿着眶下缘轻轻地按摩1次，然后再用力闭眼10次，有助于眼睑闭合功能的恢复。

3. 耸鼻训练：耸鼻运动主要靠提上唇肌及压鼻肌的运动收缩来完成。

4. 示齿训练：示齿动作主要靠颧大小肌、提口角肌及笑肌的收缩来完成。

在训练时口角鼻肌、提上唇肌应向两侧同时运动，避免只向一侧用力练成一种习惯性的口角偏斜运动。

5. 努嘴训练：努嘴主要靠口轮匝肌收缩来完成。行努嘴训练时，用力收缩口唇并向前努嘴，努嘴时要用力。口轮匝肌功能恢复后，患者能够鼓腮，刷牙漏水或进食流口水的症状随之消失。努嘴训练同时训练了提上唇肌、下唇方肌及颏肌的运动功能。

6. 鼓腮训练：鼓腮训练有助于口轮匝肌及颊肌运动功能的恢复。鼓腮漏气时，可用手上下捏住患侧口轮匝肌进行鼓腮训练。患者能够进行鼓腮运动，说明口轮匝肌及颊肌的运动功能可恢复正常，刷牙漏水、流口水及食滞症状消失。此方法有助于防治上唇方肌挛缩。

四、查房小结

护士长：

这次查房我们主要学习了面瘫的病因病机、辨证分型、辨证护理等相关知识，其中还重点讲解了中医辨证施护、隔姜灸等中医特色治疗内容，希望通过今天的查房，大家能巩固中医面瘫护理的相关知识。

责任护士小陈：

王女士，今天打搅您了，谢谢您的配合，希望我们今天的查房对您也有所帮助。您好好休息，有需要请按呼叫器。

参考文献

[1] 韦华军，黄丽燕. 中医外治法治疗周围性面瘫的研究概况 [J]. 广西中医药，2018，41 (2)：75—77.

[2] 郭芳，郝风玲. 周围性面瘫的中医治疗研究进展 [J]. 国医论坛，2019，34 (6)：68—70.

[3] 代双，石慧慧，陈红霞. 中西医治疗面神经炎的研究进展 [J]. 新疆中医药，2019，37 (2)：141—144.

[4] 孟鹏. 隔姜灸配合电针治疗风寒型面瘫42例疗效观察 [J]. 湖南中医杂志，2019，35 (1)：66—67.

[5] 周粉峰，潘冬辉，王静静，等. 隔姜灸联合穴位按摩治疗风寒袭络型面瘫30例 [J]. 现代中医药，2019，39 (3)：33—35.

［6］王兵，杨金洪，陈枫，等. 不同中医疗法治疗周围性面瘫的疗效评价［J］. 中医杂志，2017，58（22）：1929－1933.

［7］国家中医药管理局药政司. 20个病种中医护理方案［M］. 北京：中国中医药出版社，2014.

［8］李平华. 面瘫的非手术疗法［M］. 北京：中国医药科技出版社，2019.

案例二十七　消　渴

【查房内容】消渴的病情观察及护理。

【查房形式】三级查房。

【查房地点】病房、学习室。

【参加人员】护士长1人、主管护师2人、护师4人、护士3人、实习护士2人。

一、病例概述

责任护士小周：

消渴是由肺、胃、肾三脏阴亏燥热，灼伤津液，消灼水谷所致，以口渴多饮、多食易饥、多尿、乏力、消瘦，或尿有甜味为主要临床表现。现代医学又叫糖尿病、尿崩症等。本病由先天禀赋不足、后天饮食失节、情志失调、劳欲过度或外感邪毒所致。本病在《内经》中被称为"消瘅"。口渴引饮为上消；善食易饥为中消；饮一溲一为下消，统称消渴（三消）。今天我们就对一位消渴的患者进行一次护理查房。

李阿姨，今天我们就您的病情进行一次护理查房，在查房的过程中，您可以获取更多有利于您疾病康复的知识，希望您配合。

患者李阿姨：

好的！

责任护士小周：

好的，谢谢您，请实习同学小尹来汇报患者的病史。

实习护士小尹：

3床患者，李阿姨，女，55岁，因"多饮多尿2$^+$周"入院。患者2$^+$周前无明显诱因出现多饮多尿，每日饮水2200ml左右，夜尿10次/晚，泡沫尿，体重减轻3kg左右，伴乏力、恶心、呕吐1次，吐出物为胃内容物，无咖啡样液体，当时未予重视，未治疗。昨日上述症状再次出现，恶心呕吐，视物模糊，双足偶感麻木，无腹痛、腹泻，无发热，无胸闷心悸。遂至我院就诊，测得随机血糖 17.0mmol/L，门诊拟以"2 型糖尿病"收入我科治疗。既往史：高血压病 4$^+$ 年，慢性胃炎 10$^+$ 年。

入院生命体征：体温 36.8℃，脉搏 105 次/分，呼吸 20 次/分，血压 131/77mmHg，血糖 17.0mmol/L。舌质淡红，苔薄黄，脉洪数。

入院后完善相关辅助检查，血糖 21mmol/L，甘油三酯 1.87mmol/L，高密度脂蛋白胆固醇 0.82mmol/L。胸部 X 线摄影提示主动脉硬化，主动脉型心脏；双肺未见异常。B 超提示肝实质弥漫性改变，符合脂肪肝声像。中医诊断：消渴病，肺热津伤证。西医诊断：2 型糖尿病，糖尿病伴神经并发症，慢性胃炎。

治疗上给予吸氧，三餐前及睡前注射胰岛素，耳穴压豆，口服莫沙必利 5mg tid，法莫替丁 20mg bid，中药口服。

二、病例讨论

（一）病因病机

责任护士小周：
非常好，感谢小尹的汇报，接下来哪位老师介绍一下消渴的病因病机？

护士小叶：
消渴的发生多与禀赋不足，饮食不节，情志失调，劳欲过度等因素有关。

1. 禀赋不足。先天禀赋不足是本病的重要原因。《灵枢·五变》说："五脏皆柔弱者，善病消瘅。"阴虚体质易罹患消渴，即禀赋不足，肾精亏虚，五脏柔弱，虚火内生，消灼津液，发为消渴。

2. 饮食不节。长期过食肥甘醇酒厚味、辛辣香燥、煎炸烧烤，易损伤脾胃，致脾胃运化失职，积热内蕴，化燥伤津，消谷耗液，发为消渴。《素问·奇病论》说："此肥美之所发也，此人必数食甘美而多肥也，肥者令人内热，甘者令人中满，故其气上溢，转为消渴。"

3. 情志失调。长期过度的精神刺激，如郁怒伤肝，肝气郁结，郁久化火，火热伤阴耗气；或劳心竭虑，营谋强思等，五志化火，消灼阴津，而发为消渴。正如《临证指南医案·三消》说："心境愁郁，内火自燃，乃消证大病。"

4. 劳欲过度。劳欲过度，阴精亏损，虚火内生，火因水竭而愈烈，水因火烈而愈干，终致肾虚肺燥胃热，发为消渴。

本病病位主要在肺、胃、肾，尤以肾为关键。病机为阴虚燥热，以阴虚为本，燥热为标，两者互为因果，阴越虚则燥热越盛，燥热越盛则阴越虚。病理性质主要为本虚标实，虚实夹杂。肺受燥热所伤，则津液不能敷布而直趋下行，随小便排出体外，故小便频数量多；肺不布津则口渴多饮。胃火炽盛，脾阴不足，则口渴多饮，多食善饥；脾虚不能运化水谷精微，水谷精微不能濡养肌肉，故形体日渐消瘦。肾阴亏虚，虚火上燔心肺则烦渴多饮，中灼脾胃则胃热消谷，又因肾失濡养，开阖固摄失权，则水谷精微直趋下泄，随小便排出体外，故尿多味甜。消渴病虽有在肺、胃、肾的不同，但常常互相影响，故"三多"之症常并见。

（二）症候诊断

责任护士小周：

非常好，病因病机说得挺全面，本病的中医辨证分型有哪些呢？

护士小谭：

1. 上消（肺热津伤）。烦渴多饮，口干舌燥，尿频量多，舌边尖红，苔薄黄，脉洪数。治法：清热润肺，生津止渴。

2. 中消（胃热炽盛）。多食易饥，口渴，尿多，形体消瘦，大便干燥，苔黄，脉滑实有力。治法：清胃泻火，养阴增液。

3. 下消。

1）肾阴亏虚。尿频量多，混浊如脂膏，或尿甜，腰膝酸软，乏力，头晕耳鸣，口干唇燥，皮肤干燥、瘙痒，舌红，苔少，脉细数。治法：滋阴固肾，润燥止渴。

2）阴阳两虚。小便频数，混浊如膏，甚至饮一溲一，面色黧黑，耳轮干枯，腰膝酸软，四肢欠温，畏寒肢冷，阳痿或月经不调，舌淡苔白，脉沉细无力。治法：温阳滋阴，补肾固摄。

责任护士小周：

结合患者的病情，该患者属于哪种辨证分型呢？

护师小李：

结合患者临床表现，辨证为肺热津伤证。患者多饮多尿 2+ 周入院。肺热炽盛，耗液伤津，故烦渴多饮，口干舌燥；燥热伤肺，肺失宣降则治节失职，水不化津，肾关不固，故尿频量多；舌边尖红，苔薄黄，脉洪数，是内热炽盛之象。

三、中医护理分析

(一) 主要护理问题

责任护士小周：

根据患者现在的情况，可以提出哪些护理问题呢？

护师小谢：

患者的主要护理问题如下：

1. 口渴多饮，多食易饥。与燥热炽盛、耗伤津液，胃热炽盛、消耗水谷有关。

2. 视物模糊，与津不上承，四肢百骸失于濡养有关。

3. 低血糖，与胰岛素用量不规范、进食量不足或运动量过大等有关。

4. 酮症酸中毒，与感染、创伤、胰岛素突然中断等有关。

5. 皮肤感染，与热毒壅结、脉络瘀阻、外邪侵袭等有关。

6. 焦虑，与对疾病认识不足，担心病久难愈，或担心并发症等有关。

(二) 护理措施

责任护士小周：

非常对，那么根据以上的护理问题，我们又应该怎样给予护理措施呢？

护师小廖：

1. 病情观察。密切观察患者的口渴程度，对饮水量、进食量、尿量及体重等变化，做好记录。定期监测患者的血糖、尿糖、尿比重、糖化血红蛋白及各项生化指标。注意观察有无低血糖反应，如头晕、心慌、自汗、虚弱无力等，应及时报告医生。观察患者生命体征、视力、皮肤及全身情况，有无雀盲、眩晕、耳鸣、皮肤瘙痒、水肿等并发症的发生。警惕出现酮症酸中毒，如出现头痛、头晕、恶心呕吐、烦躁不安、皮肤干燥，或面色潮红、口渴、心悸，甚或出现嗜睡、呼吸深快、呼气有烂苹果味等，配合医生做好抢救工作。注意观察患者足部皮肤的温度、感觉、触觉等的变化。注意观察使用胰岛素有无过敏反应，如局部皮肤出现硬结、红晕、疼痛，或全身出现荨麻疹等，应及时报告医生。

2. 生活起居护理。保持室内清洁，空气流通，顺应四时，防寒保暖，以免感冒诱发或加重病症。保持口腔清洁，选用软毛牙刷，刷牙时动作轻柔。饭前饭后要用生理盐水或银花甘草液漱口。指导患者注意皮肤和会阴部清洁，衣着宽松，勤换衣服。清洗皮肤时以温水为宜，避免用力擦搓。皮肤瘙痒者，勿用指甲搔抓，避免损伤皮肤。皮肤干燥时，涂润肤霜。保持足部清洁，鞋袜要宽松、柔软，坚持每日用温水洗脚，并检查双脚有无破损、烫伤、水疱等，洗脚后及时擦干，涂抹润肤霜，适当按摩足部，注意四肢末梢保暖。在使用暖水袋、电热毯时，注意温度，以避免烫伤。劳逸适度。根据自身情况选择合理的运动，如散步、练习太极拳、八段锦、骑自行车，游泳，爬楼梯等，时间安排在饭后 1 小时左右，以不感疲劳为度。养成良好的排便习惯，保持大便通畅。

3. 饮食护理。饮食控制是治疗消渴的基础，应向患者说明饮食治疗的重要性。宜适当吃清热润燥、养阴生津之品，如乌梅、番茄、菠菜、银耳等。节制饮食，合理控制总能量。定时、定量进食，主食提倡粗制米面和适量杂粮，如豆类、小米等，多食新鲜蔬菜，合理分配三餐总热量。忌烟、酒、浓茶、咖啡、辛辣等刺激性食物。适当食用具有降糖作用的食物，如荞麦、银耳、鳝鱼、玉米须、桑叶、百合、葛根等。

辨证施食：上消者，可饮用玉贞降糖茶（玉米须 30g，女贞子 30g，干桑叶 3g，白菊花 6g）；中消者，可食用玉竹沙参焖老鸭；下消者，可服用消渴救治丸（黑豆、天花粉等份）、海参汤等。肺热津伤者，可用鲜芦根、麦冬、生地、天花粉、玄参、石斛等泡水代茶饮，以生津止渴；胃热炽盛者，可用黄连 10g、知母 12g、天花粉 30g 水煎服，或用石斛 15g、麦冬 15g 泡水代茶饮；肾阴亏虚者，可给予枸杞子汤、鲜生地汤等；阴阳两虚者，可用怀山药 10g、黄芪 50g 水煎服，每日 1 剂，以补益脾肾，益气养阴。

4. 情志护理。多与患者沟通，了解其心理状态，根据患者不同情绪变化进行耐心开解，灵活运用"以情胜情法"帮助其保持乐观心态，积极配合治疗，增强与疾病做斗争的信心。向患者宣传消渴的有关知识，使其了解控制好血糖可以减少多种并发症的发生，组织形式多样、寓教于乐的病友活动，开展同伴支持教育，介绍血糖控制良好的病例，鼓励患者参与社会活动，培养有意义的兴趣和爱好，如听音乐、练习书法、养鸟、栽培花草，或散步、跑步、打太极拳、游泳等，增添生活乐趣，分散患者对疾病的注意力，使其心情愉快、情绪稳定。

5. 用药护理。遵医嘱用药，观察用药后反应；口服降糖药，遵医嘱饭前、定时、定量服用，防止低血糖发生，可备水果糖应急。正确掌握短效、中效、长效胰岛素的使用方法。正确掌握胰岛素笔的使用方法、部位、时间、无菌操作及储药方法等。中药汤剂根据证型宜饭后半小时服，中西药之间间隔 30 分钟以上。注意部分中药的特殊用法，如鹿角、阿胶宜烊化。若服药后出现头晕、心悸、乏力、汗出、饥饿甚至神昏等，立即汇报医生并配合抢救。辨证施药：肝胃郁热、胃肠实热、气阴两虚、阴虚火旺者中药汤剂宜温凉服，阴阳两虚者宜温服。

（三）症候护理

护师小陈：

针对患者的症状给予对症护理：

1. 肢体麻木、挛急、疼痛。穴位按摩：取足三里、地机、太溪、涌泉等穴，每次每穴 3 分钟，每日数次。耳穴压豆：取皮质下、内分泌、糖尿病点、脾、足等穴，每次选取 2~3 穴，每日按压数次，3~5 日更换 1 次。艾灸：取地机、委中等穴，温和灸，每穴 3 分钟，每日 2 次。

2. 口干多饮。穴位按摩：取胰俞、鱼际、太溪等穴，每次每穴 3 分钟，每日数次。耳穴压豆：取皮质下、内分泌、糖尿病点、肾、胰等穴，每日按压数次，3~5 日更换 1 次。艾灸：取肾俞、关元、气海、三阴交等穴，温和灸，每穴 3 分钟，每日 2 次。

（四）疑难点讨论

主管护师小唐：

之前汇报病史时提到，患者偶感双足麻木，其实患者已有消渴痹证的症状出现了。针对麻木的问题，目前西医缺乏明确有效的治疗方法，中医可以给予中药熏洗，缓解或消除麻木感。可选用舒筋活络洗剂进行熏洗，选用桂枝、细辛、透骨消、乳香、没药等药物，桂枝温经散寒、温阴通脉，细辛辛温，温经散寒，透骨消、乳香、没药皆为活血通络之药，得桂、辛之温，则寒而不滞，共奏活血祛瘀之功。熏洗的方法使热力和药力透入经络血脉使瘀血化、络脉通，从而改善肢体麻木、疼痛、发凉的症状，达到内病外治的效果，适合消渴患者中皮肤无破损者。

操作方法：将舒经活络洗剂置于沐足盆中，加入温水至 3000ml 左右。夏天温度控制在 38~41℃，冬天温度控制在 40~43℃，浸泡、外洗足部，以 20~30 分钟为宜，忌时间过长。重点关注：熏洗前观察双下肢及足部皮肤有无皮疹和破损，了解患者有无药物过敏史，耐心做好解释，告知注意事项，熏洗前请患者排空大小便。熏洗过程中监测药液温度，水面应在踝关 10cm 以上，熏洗时注意询问患者局部及全身情况，如有不适立即停止熏洗。

责任护士小周：

目前患者还有视物模糊的症状，提示患者已有消渴目病。在治疗上我们可以取肝、眼、肾、神门、交感等穴进行耳穴压豆。想问下实习同学小夏，针对患者视物模糊的问题，我们应该采取哪些护理措施呢？

实习护士小夏：

1. 保持床单元整洁，用物简单，放置有序，热水瓶及水杯放置在固定的位置，并告知患者小心使用。

2. 告知患者注意视力变化，定期检查眼底，减少阅读、看电视及使用手机，宜多闭目养神。

3. 按摩睛明、四白、丝竹空等穴位以辅助通络明目。

4. 遵医嘱给予氧氟沙星眼药水及鱼腥草滴眼液交替滴眼，并予以中药眼部雾化以改善症状。

5. 指导患者进食明目之品，如枸杞、决明子等。

责任护士小周：

非常好，小夏同学讲得挺全面的，很多时候患者因视物模糊引起跌倒等不良事件，对于视物模糊，我们在护理上不能轻视，能改善患者视物模糊的措施，特别是中医措施，我们应该严格落实到位。接下来哪位老师主动来为患者做护理宣教呢？

（五）护理宣教

主管护师小陈：

1. 糖尿病是终身疾病，需长期坚持治疗，提高自我管理能力，做好自我病情监测：学会规范检测血糖、尿糖、血压、体重、腰围等，养成良好的记录习惯。每 3 个月检查 1 次糖化血红蛋白、心电图，每 6 个月检查肝、肾功能、血脂、尿微量蛋白等；每年至少查 1 次眼底、外周血管、周围神经及足部情况。患者及家属应掌握低血糖、酮症酸中毒的诱因、临床表现及急救措施，坚持服药，不擅自停用胰岛素及口服降糖药，注意有无药物不良反应。随身带保健卡，注明姓名、住址、病名、第一联系人、急教方法等，以便发生低血糖时能得到及时抢救。

2. 平衡饮食，定时定量进餐。根据身高、体重、年龄、身体活动强度计算每日的总热量，合理分配餐次；伴有高血压、水肿者每日摄入盐量不超过 2g；少食坚果类、油炸类食物及甜食。

3. 选择合适的有氧运动方式，如太极拳、气功、八段锦、五禽戏、散步、快走、慢跑、游泳等；运动选择在饭后1小时（第一口饭计时）左右进行，运动频率和时间为每周至少150分钟，如每周运动5天，每次30分钟，运动后脉搏宜控制在（170－年龄）次/分左右，以周身发热、微微出汗、精神愉悦为宜。

4. 注意个人卫生，保持眼、口腔、会阴、皮肤等清洁干燥，勤洗澡、理发、修剪指甲；内衣、鞋袜要柔软宽松，趾端要保暖。

5. 注意调养情志，保持心境平和、乐观，避免七情过激和外界不良刺激。积极参与糖尿病教育等社会活动。

责任护士小周：

除此之外，目前患者有糖尿病神经或血管病变的足部麻木、发凉等不适，可每天做5分钟足部操，注意足部保暖。足部操具体动作：动作一，平卧，患肢伸直抬高45°，足趾做背伸跖屈；动作二，平卧，患肢伸直抬高45°，踝关节做伸屈活动；动作三，平卧，患侧靠床边，患肢伸直抬高45°并维持1~2分钟，再垂于床边1~2分钟。还可以采取八段锦的"两手攀足固腰肾"。

今天的查房到此结束，李阿姨，感谢您的配合，请问您还有什么疑惑吗？

患者李阿姨：

没有了，听了你们今天的查房，我收获了不少有利于自己疾病康复的知识，感谢你们！

四、查房小结

护士长：

今天的查房我们主要回顾了消渴的相关知识，重点学习了它的护理措施，延伸学习了中药熏洗的相关内容。大家参与度很高，特别表扬我们的实习同学，相信在查房前你们做的准备不比老师们少，希望你们继续保持不断学习的心态，为成为一名优秀的中医护士做好准备。再次感谢李阿姨的配合！打扰您了！

参考文献

[1] 徐桂华，张先庚. 中医临床护理学［M］. 北京：人民卫生出版社，2017.
[2] 孙秋华. 中医护理学［M］. 北京：人民卫生出版社，2017.
[3] 陈静英，陈丽丽，周关芬. 消渴目病中医护理方案的临床实施与效果观察［J］. 中医临床研究，2019，11（15）：147－148.

[4] 孙红，张海洋. 消渴病的中医护理干预研究 [J]. 中西医结合护理（中英文），2019，5（2）：83-86.

[5] 中华医学会糖尿病学分会. 中国 2 型糖尿病防治指南 [M]. 北京：北京大学医学出版社，2014.

[6] 龙丽，张春玲，陈露，等. 消渴病痹证辨证施护模式的构建及应用研究 [J]. 护士进修杂志，2018，33（5）：391-394.

[7] 方锦耀. 中医特色护理消渴痹证的临床效果观察 [J]. 内蒙古中医药，2017，36（20）：162.

[8] 曾玉银，汤敏如，刘妙玲. 中药浴足联合穴位按摩方法对糖尿病足患者干预效果探究 [J]. 中医临床研究，2021，13（13）：121-123.